Preface

　2014年，CAD/CAM冠の保険導入を機に歯科用CAD/CAMシステムの普及が急速に広がっている．歯科雑誌等においてもCAD/CAM関連の記事の比重が大きくなっており，もはやCAD/CAMがないと臨床が成り立たない状況になりつつある．我々歯科技工士にとって，CAD/CAMを利用する機会が今後ますます増えていくことは間違いないだろう．

　しかし多くのラボにおいては，CAD/CAM冠の保険導入を機にCAD/CAM設備を導入したものの，CAD/CAM操作に慣れておらず，必要以上に作業時間を取られてしまったという事例や，さらに根本的な問題としてパソコンの操作やCAD/CAMというシステムを理解していなかったため，予想外のトラブルに見舞われるという事例も少なくないようだ．また，歯科医師・歯科技工士向けの商業誌等ではCAD/CAMを用いた症例が多数紹介されているが，設計工程等の「過程」がバッサリ省かれていることが多く，歯科医師やCAD/CAMに触れていない歯科技工士にとっては「ブラックボックス」的なイメージもあることと思う．

　本書は，月刊『歯科技工』2015年7月号〜12月号に掲載された拙稿「今日からできる！歯科用CAD/CAMシステムの設計・操作コトハジメ」を元にしながら，パソコン初心者の方でもわかりやすいようにCADソフトによる設計の工程を丁寧に解説し，操作マニュアルとして役立てていただけるよう執筆した．そして，本書の内容・CADの設計過程を，CAD/CAMを既に使っている方，これから導入しようかと迷っている方，導入予定のない方も含めた，すべての歯科医師，歯科技工士にとっての"共通認識"にしたいと考えている．すなわち，すべての歯科医師や歯科技工士が鋳造冠の製作工程を知っているように，CAD/CAMの設計工程を，CAD/CAMを使っていない歯科医師や歯科技工士でも知っておいてほしいということだ．これが実現すれば，例えCAD/CAMに関わっていなくとも，CAD/CAMを用いた補綴治療を行う場合に歯科医師と歯科技工士がお互いの仕事の流れを理解することができ，情報伝達や指示も円滑になるはずだ．

　本書では，他のCAD/CAM関連書等にあるような「歯科用CAD/CAMと工業用CAD/CAMの違い」や「3DCGと3DCADの違い」等については，話がややこしくなるのであえて触れない．あくまでも「歯科用CADソフトウェア」がひと通り使えるようになるための操作マニュアルを目指しているからだ．例えるならば「一週間でできる Word, Excel」のCADソフト版というわけだ．

　本書ではCADソフトとして『exocad』を使用し，解説を進めていく．exocadは日本国内でも様々なメーカーから販売されており，元々は英語表記のソフトだが，本書刊行時点のバージョンにおいてはユニバーサル言語版となっており，日本語にも対応している．

　本書では便宜的に株式会社デジタルプロセスがローカライズした日本語表記版に準じて解説を行うため，読者諸兄の使用しているexocadと若干表記や表現が若干異なる場合があるが，画面上での位置等は同一となっているため特に問題なくご理解いただけるものと思う．また，exocad以外の歯科用CADソフトについても「歯のモデルを設計する」という目的は一緒であるので，ソフトの基本的な考え方・手順はいずれも類似している．他のソフトのユーザーである読者諸兄も含め，本書を皆様の臨床にご活用いただければ幸いである．

2018年10月吉日
長野県安曇野市にて
古澤清己

Startguide of CAD Software application

はじめての歯科用CAD

exocadを用いた操作・設計ガイド

Contents

Preface ・・・・・・・ 3

設計工程に入る前に ・・・・・・・ 6
さあ,レッスンを始めよう! ・・・・・・・ 7
本書のナビゲートキャラクター ・・・・・・・ 8

Lesson

Lesson1	ソフトウェアの起動と終了	・・・・・・・ 9
Lesson2	DentalDBの概要を知っておこう!	・・・・・・・ 10
Lesson3	設計のための各情報を入力しよう!	・・・・・・・ 12
Lesson4	基本画面を知っておこう!	・・・・・・・ 24
Lesson5	マウスの使い方を覚えよう!	・・・・・・・ 26
Lesson6	モデルのデータを読み込んでみよう!	・・・・・・・ 28
Lesson7	咬合器シミュレーションをやってみよう!	・・・・・・・ 30
Lesson8	マージンラインを設定してみよう!	・・・・・・・ 36
Lesson9	支台歯の設定をしてみよう!	・・・・・・・ 40
Lesson10	術前モデルをコピーしてみよう!	・・・・・・・ 44
Lesson11	モデル配置を行ってみよう!	・・・・・・・ 46
Lesson12	修正配置を行ってみよう!	・・・・・・・ 47
Lesson13	任意形成をやってみよう!	・・・・・・・ 55
Lesson14	部位別変形の使い方を覚えよう!	・・・・・・・ 60
Lesson15	任意形成ツールの使い方を覚えよう!	・・・・・・・ 65
Lesson16	対合歯/隣在歯への接触状態をコントロールしよう!	・・・・・・・ 84
Lesson17	ブリッジの設計とカットバックをやってみよう!	・・・・・・・ 87
Lesson18	保存して終了しよう!	・・・・・・・100
Lesson19	作成したデータを使ってみよう!	・・・・・・・102

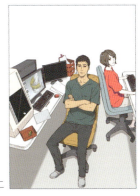
Cover illustration by 羽山賢二

Extra Lesson　エキスパートモードを使ってみよう！　・・・・・・105

Epilogue　・・・・・・115

Tips

入力操作をさらに使いやすくするちょいワザ①　・・・・・・13
入力操作をさらに使いやすくするちょいワザ②　・・・・・・14
Tabキーでラクちんカーソル移動術！　・・・・・・15
Shift（シフト）キーとCtrl（コントロール）キーを活用してお手軽入力！　・・・・・・20
回転中心を変更せよ！　・・・・・・27
咬合器へのマウント時にアラート表示を強いられているんだ！　・・・・・・33
作業視点ってやつを変えてみようか　・・・・・・47
君よ「Undo」「Redo」のボタンを使え　・・・・・・48
ショートカットキーは伊達じゃない！　・・・・・・52
Altキーイッパツでモデルの表示/非表示を切り替えよう！　・・・・・・59
知っているのか各ブラシの詳細スペック!?　・・・・・・74
またしても私の前に立ちはだかるか，ショートカットキー！　・・・・・・75
入力値はお前が打て　・・・・・・86
マージンライン設定時は連携しているスキャナの設定に注意して！　・・・・・・88
完成したデータの仕組み　・・・・・・101

Column

① 3Dモデルが思い通りに動かない，そんなアナタに贈る素敵なヒント！　・・・・・・34
② ミリングマシンの加工の限界を知っておいて！　・・・・・・43
③ 支台歯形成と適合ってどう関係してる？　・・・・・・45
④ CAD/CAMクラウンの適合って緩いの？　・・・・・・53
⑤ うぬぼれちゃう前に，試しのトレーニング！　・・・・・・72
⑥ CAD操作だって流した汗は裏切らない！　・・・・・・83
⑦ 口腔内スキャナと模型レス時代　・・・・・・99

Character illustrations by みこと　Designed by Yasunori SATO (a-pex design)

⚠ 設計工程に入る前に

「exocadの強みはシンプルさ．仕事をハードにするようでは意味がありません．直感的なインターフェイスで初めてのユーザーでも使いやすいものです」（exocadウェブサイトより，筆者意訳）とあるように，exocadは初心者でも使いやすく作られた歯科用CAD設計ソフトです．また，熟練者の要求にも耐えうる高度な機能を持っています．

基本構成ではクラウン・ブリッジ，インレーやラミネートベニアを設計することができます．オプションまで含めると，インプラント，バイトスプリント，義歯関連など幅広く対応しており，慣れてしまえば使い勝手が良く，さらに使いこなせれば大変頼もしいソフトウェアです．

最初は何事も難しく感じるものですが，手順・仕組みを覚えてしまえば自動車の運転のようにスイスイこなせます．

CAD/CAMに興味がある方，CAD/CAMで困っている方，仕方なくCAD/CAMを導入してどうしようと思っている方，いろいろな状況があると思いますが，楽しみながら使い方を覚えて楽しく使いこなしてみましょう！！

exocadには数え切れないほどの機能が装備されており，超熟練者の使用にも十分に応えることができますが，序文でも触れている通り本書ではソフトを「使える」ようになることを主眼として記述を進めていくため，すべての機能は紹介しきれませんし，もしくは紹介するとかえって混乱してしまうでしょう．ですので，まずは設計のメインストリートを進んでいきましょう．

さあ，レッスンを始めよう！

さあ，CADに触ってみましょう．
いろいろな歯科用CADソフトがありますが，本書ではexocadを使用していきます．

Lesson1		ソフトウェアの起動と終了
Lesson2		DentalDBの概要を知っておこう！
Lesson3		設計のための各情報を入力しよう！
Lesson4		基本画面を知っておこう！
Lesson5		マウスの使い方を覚えよう！
Lesson6		モデルのデータを読み込んでみよう！
Lesson7		咬合器シミュレーションをやってみよう！
Lesson8		マージンラインを設定してみよう！
Lesson9		支台歯の設定をしてみよう！
Lesson10		術前モデルをコピーしてみよう！
Lesson11		モデル配置を行ってみよう！
Lesson12		修正配置を行ってみよう！
Lesson13		任意形成をやってみよう！
Lesson14		部位別変形の使い方を覚えよう！
Lesson15		任意形成ツールの使い方を覚えよう！
Lesson16		対合歯/隣在歯への接触状態をコントロールしよう！
Lesson17		ブリッジの設計とカットバックをやってみよう！
Lesson18		保存して終了しよう！
Lesson19		作成したデータを使ってみよう！
Extra Lesson		エキスパートモードを使ってみよう！

【本書のナビゲートキャラクター】

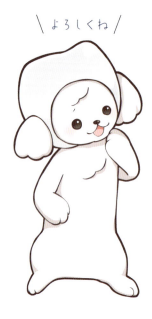

\よろしくね/

BON

ぼん

大臼歯の帽子をかぶった犬.
本書に時々出てきて
アドバイスしてくれます.

Lesson1　ソフトウェアの起動と終了

exocadも
他のPCのソフトと同じ！

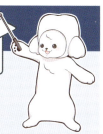

デスクトップのDentalDBのアイコンをダブルクリックしてexocadを起動します（❶）．

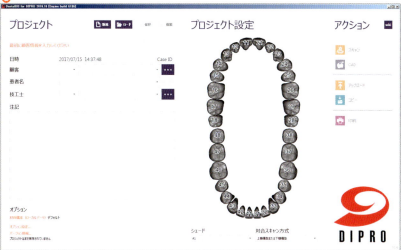

DentalDB（※）が起動します（❷）．

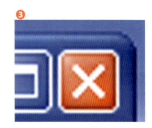

終了する時は右上の❌ボタンをクリック（❸）．

（※）DentalDBはexocadの入り口です．患者情報等，様々な情報を管理しており，CADで設計をする時や，設計されたデータを使用する時等，基本的にすべてこの画面を経由します．

Lesson2 DentalDBの概要を知っておこう！

DentalDBには様々な情報を入力するフィールドがあります．各フィールドについて紹介します．

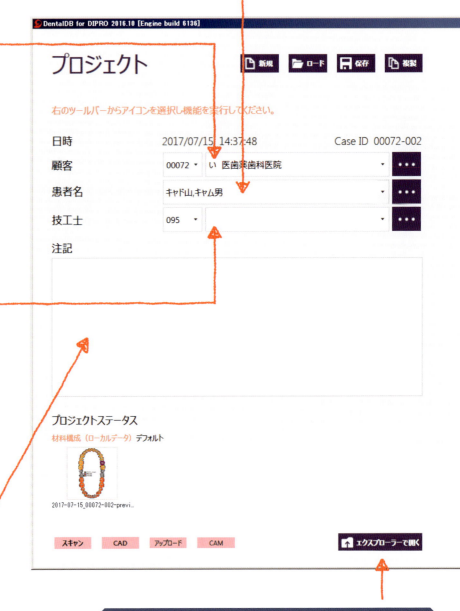

患者名欄（Name）
患者名を入力する欄です

顧客欄（Client）
ここで言う「顧客」は歯科医院名や外注元の歯科技工所等を指します

技工士欄（Technician）
複数の歯科技工士がいる場合，設計者の名前を入力しておくと，後で誰が設計したか管理できます．また，この欄を活用することで，プロジェクトがどんな状態か把握することもできます（14頁のTipsで後述）

注記欄（Notes）
様々な形で使用できるメモ欄です．複数の歯科技工士が使用する場合は申し送り事項や注意事項等を書き込んでおくことができます

「エクスプローラーで開く」ボタン（Open in explorer）
完成したファイル等，このプロジェクトに関連したファイルを開きます

すべての「入り口」は
この画面からです.

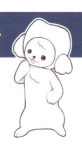

この歯式の部分へ「製作物の種類」「製作物の材料」「対合歯」「隣在歯」等の情報を入力します

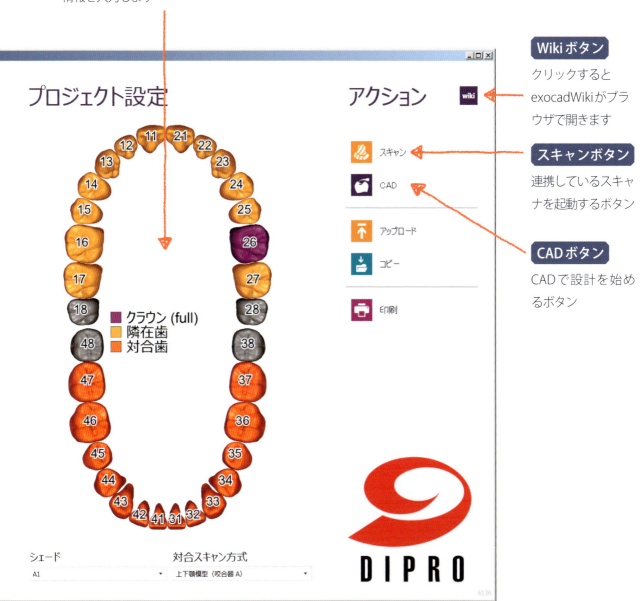

Wikiボタン
クリックすると
exocadWikiがブラウザで開きます

スキャンボタン
連携しているスキャナを起動するボタン

CADボタン
CADで設計を始めるボタン

ここで入力された「顧客」「患者」「製作物」「部位」等の情報を一つの単位として「プロジェクト」と呼びます.

11

Lesson3 設計のための各情報を入力しよう！

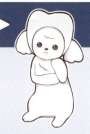

患者の情報やこれから設計する補綴物の情報を入力します．コレがないと設計作業に入れません！

ここでやること

患者登録ジョブ登録 ▶ マージン設定 ▶ 支台歯内面設定 ▶ 歯牙モデル配置 ▶ 任意形成 ▶ 対合歯・隣在歯調整 ▶ 完成・データ書き出し

　DentalDBに情報を入力していきましょう．設計に移るには
① 顧客情報
② 患者情報
③ 補綴物・歯式の情報
の3つの情報が必要です．ここでは例として「**医歯薬デンタルクリニック**」を新規取引先として設定して，「**キャド山キャム郎**」さんという患者の「**上顎右側第一大臼歯**」の「**CAD/CAM冠**」を製作することにして入力をしてみましょう．

顧客情報（Cliant）の入力

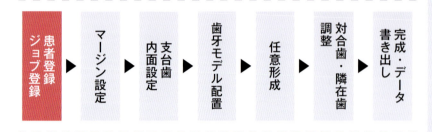

❶「新規」をクリック．
　新しいプロジェクトを始める時は「新規」をクリックします．

　顧客（歯科医院等）が登録されていない場合はまず顧客登録をします．今回は「医歯薬デンタルクリニック」を登録します．

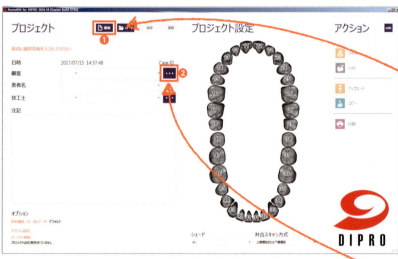

❷ 顧客情報の「・・・」ボタンをクリック．

❸ 顧客情報の入力画面が開きます．

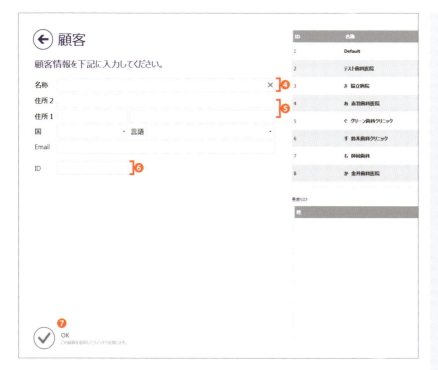

❹ 名称欄をクリックし「医歯薬デンタルクリニック」と入力．

❺ 必要に応じて住所やemail欄等にも入力します．必要なければ入力しなくてもOK．

❻ 「新規作成」をクリックすると，自動的にIDが付与されます．

❼ これで顧客登録は終了です．「OK」をクリックして登録を終了します．

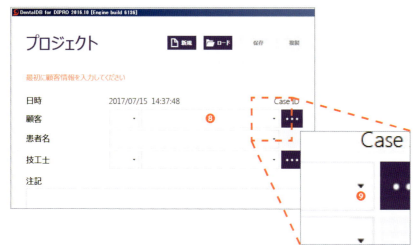

❽，❾ 顧客情報が既に登録されている場合，DentalDBの顧客欄右側のプルダウンメニュー「▼」をクリックすると顧客リストが表示されます．目的の顧客をクリックします．

Tips
入力操作をさらに使いやすくするちょいワザ①

顧客名をプルダウンメニューで表示する時，リストは「文字コード（※）」順で並びます．「あいうえお」順では並んでいないため，多くの顧客が漢字で登録されていると見つけにくくなり非効率です．このような時は「い 医歯薬デンタルクリニック」のように顧客名の前にひらがなでインデックスをつけておくと便利です．これによって，顧客名は「あいうえお」順に並ぶので見つけやすくなります．

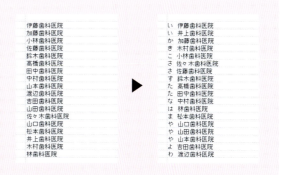

※文字コードとは，コンピュータ上で扱う文字に割り振られた番号のことです．「A」「B」「あ」「い」等アルファベット，ひらがなには順番にコードが振られていますが，漢字等は読みの順になっていません．

Tips
入力操作をさらに使いやすくするちょいワザ②

「技工士」欄を活用することでプロジェクトの進行状況を把握することもできます．技工士の名前を登録しておく他に「スキャン済み」や「作業中」等のワードを登録しておき，作業を中断する場合等に，その状態のワードを技工士欄で選択し保存しておけば，まだ作業中なのか等の状態がわかります．また，全作業が完了した時に技工士の名前にしておくことですべてが完了したという認識ができます．これで複数の歯科技工士が作業する時に，全員が作業の進行状況を把握することができます．

患者情報（Name）の入力

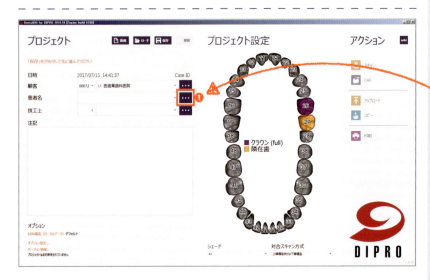

顧客（歯科医院）情報の入力が終わりました．次は患者情報を入力します．

❶ 患者名欄の右側「・・・」ボタンをクリックします．

❷ 患者登録ウィンドウが開きます．

❸ 名前欄をクリックし，名前「キャム郎」を入力．

❹ 次のフィールドに「キャド山」を入力．

❺「新規作成」をクリック．

❻ OKをクリックすると患者の登録が終わり，DentalDBの画面に戻ります．

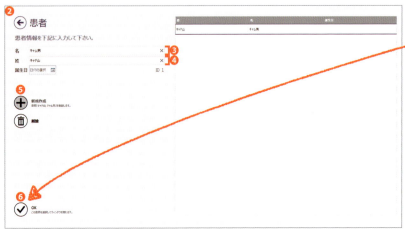

以前に登録したことがある患者の場合，名前の使われている文字があると右側のフィールドにその文字を含んだ患者名が出てきます．NEWをクリックせず，右側の患者名をダブルクリックすることでその患者を選択できます．

❼ 名前入力中．
❽ 同じ文字列があるとここに表示される．

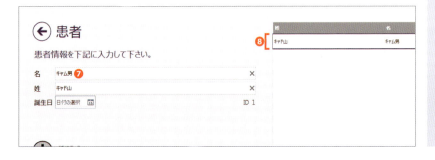

Lesson3 設計のための各情報を入力しよう！

Tips
Tabキーでラクちんカーソル移動術！

患者名の入力時等，いくつかの四角で囲まれた部分（フィールド）へ順番に入力していく時は，Tabキーを使うと便利です．このような時，Tabキーを押すことで次のフィールドにカーソルを移動することができます．これで，いちいちキーボードからマウスへ持ち替えてカチカチしなくても，入力フィールドを移動することができます．

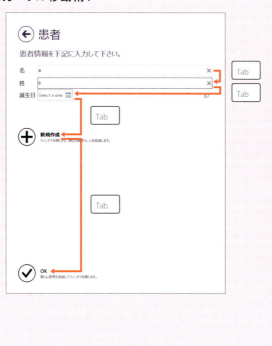

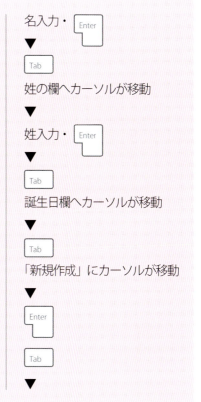

歯式の入力

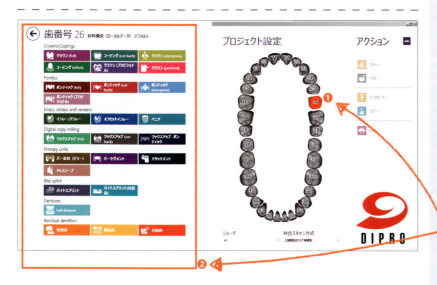

顧客（歯科医院）情報と患者情報の入力が終わりました．次は歯式を入力します．DentalDB右側の歯式を使います．

今回は上顎右側第一大臼歯にCAD/CAM冠を製作するための入力をしていきましょう．まず修復物を設定します．

❶ 26をクリック．
❷ 別ウィンドウが開きます．

15

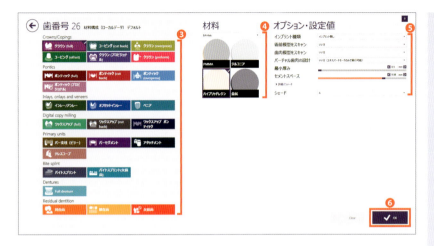

❸ 左側の補綴物のリストから製作するものを選びクリックします．
❹ 中央の材料を選びクリック．
❺ 材料を選択すると右に補綴物の内面のパラメータが表示されます（このパラメータについては21頁で後述します）．
❻ 必要なことがすべて選択されると「OK」がアクティブになります．OKをクリック．

次に隣在歯を設定します．

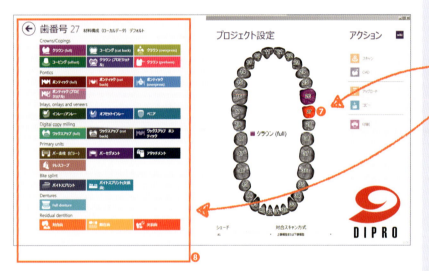

❼ 歯式上の隣在歯（27）をクリック．
❽ 別ウィンドウが開きます．

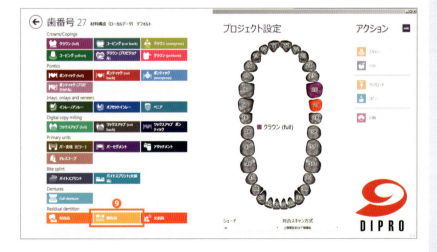

❾ 隣在歯を選択（クリック）．

Lesson3 設計のための各情報を入力しよう！

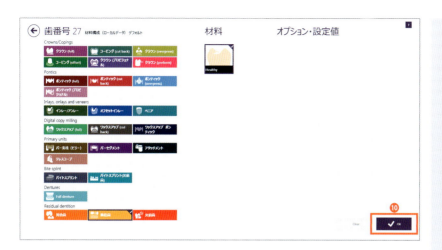

❿ OKをクリック.

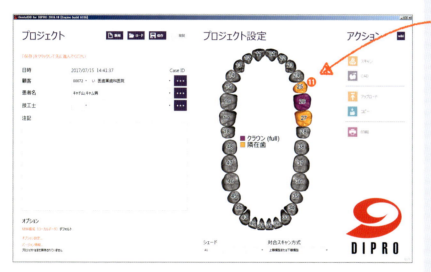

⓫ Ctrlキーを押しながらもう一方の隣在歯をクリック（ShiftキーとCtrlキーの使い方について20頁のTipsで紹介しています）.

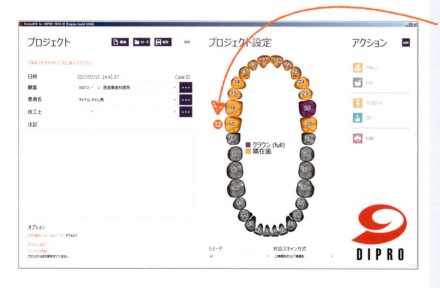

⓬ Shiftキーを押しながら17をクリック．端の歯まで一気に設定できました．

隣在歯の設定が完了しました．

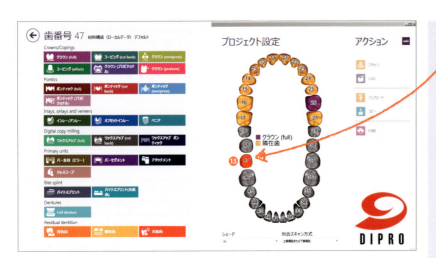

⑬ 歯式上の対合歯（47）をクリック．

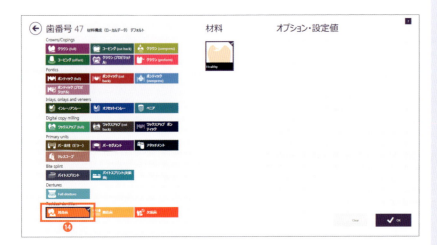

⑭ 対合歯を選択（クリック）．

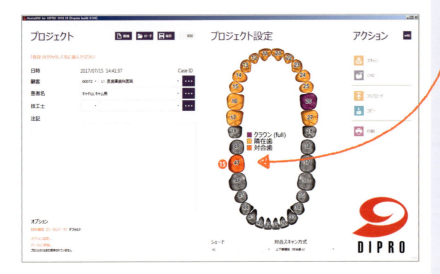

⑮ 対合歯が1本設定されました．

Lesson3 設計のための各情報を入力しよう！

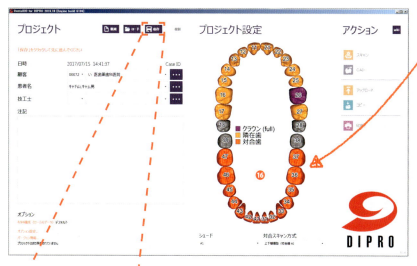

❶⁶ Shiftキーを押しながらもう一方の隣在歯（37）をクリック．端の歯まで一気に設定できました．

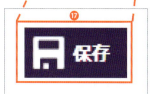

❶⁷ すべて設定ができたら保存をクリックします．この後は連携しているスキャナでスキャンを行うか，スキャンされたデータがあれば，CADボタンを押してCADデザインに進みます．

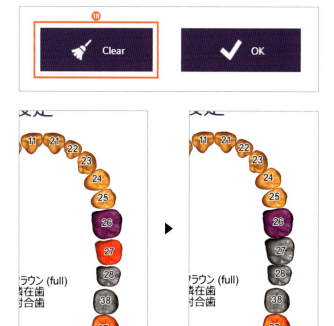

❶⁸ 間違えた時は，該当の歯をクリックし，Clearをクリックして情報を消去します．あるいは該当の歯をクリックし，正しい状態を選択し直します．これで変更されました．

Tips
Shift（シフト）キーとCtrl（コントロール）キーを活用してお手軽入力！

一つの歯を設定した後，Shiftキーを押しながら離れた歯をクリックすると，そこまで連続する歯に対して同じ状態の設定ができます．また，Ctrlキーを押しながら離れた歯をクリックすると，飛び飛びで任意の歯にのみ，状態の設定ができます．洋服選びで例えれば，「ここからここまで全部買うわ！」という大人買いがShiftキー，「このジャケットとこのインナーと，このパンツをちょうだい」というピンポイント買いがCtrlキーです．

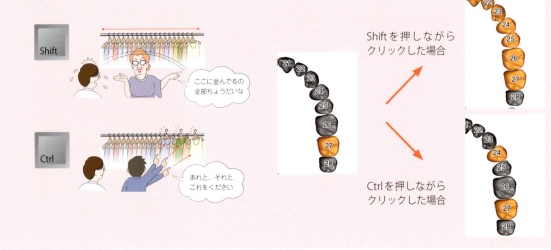

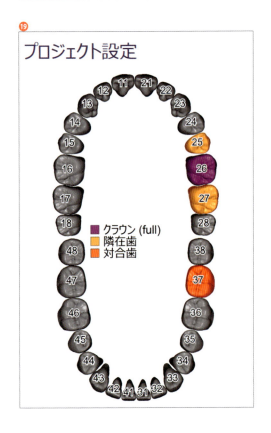

⑲ 隣在歯・対合歯を設定する場合，左図のような設定でもOKです．「設計する補綴物の支台歯」「設計する補綴物の前/後に隣在歯があるかないか」「対合歯がある/ない」の情報があれば十分なため，本当の歯式と同じにする必要はなく，補綴物の設計は可能です．入力の手間を省きたい方はこのように設定しても良いでしょう．ただ，実際の模型と同じように入力しておくと，後で歯科医院から来た模型が「片側模型か両側模型か」等の情報がビジュアルでわかる等の利点があります．

Lesson3 設計のための各情報を入力しよう！

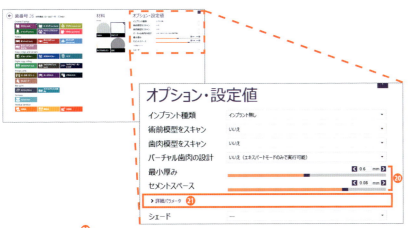

パラメータ設定

　exocadでは製作する補綴物の各種数値（パラメータ）を歯科医院（顧客），補綴物の種類ごと管理することができます．

❷⓪ 歯式入力の際，補綴物を選択すると，支台歯表面（補綴物内面）についてのパラメータが表示されます．

❷① さらに，「詳細パラメータ」をクリックすると他のパラメータ表示が展開され細かく設定できます．以下，その操作を紹介します．

❷② このパラメータはCADでの設計工程時にも変更することができますが，ここで一度設定すると，この数値は保存され，歯科医院，補綴物のデフォルト値（既定値）になります．例えば，セメントスペースの設定はA歯科医院からの受注では0.05mmをデフォルトに，B歯科医院からの受注では0.08mmをデフォルトに，といったように利用することができます．

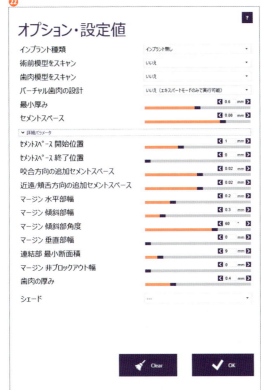

❶ 最小厚み：設計する補綴物の最小厚みを設定します
❷ セメントスペース：セメントスペースの厚みを設定します
❸ セメントスペース開始位置：マージンからの距離
❹ セメントスペース終了位置：支台歯頂点からの距離
❺ マージン水平部幅
❻ マージン傾斜部幅
❼ マージン傾斜部角度

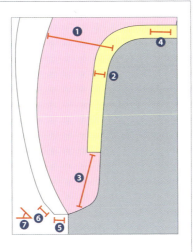

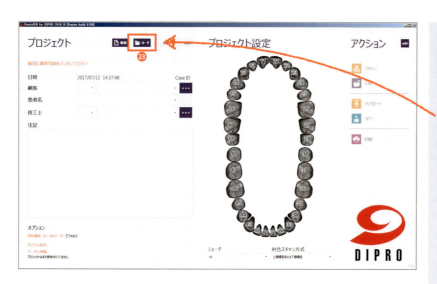

登録されたプロジェクトを呼び出す場合

㉓ 既に登録/作業されたプロジェクトを呼び出す時は「ロード」ボタンをクリックします．

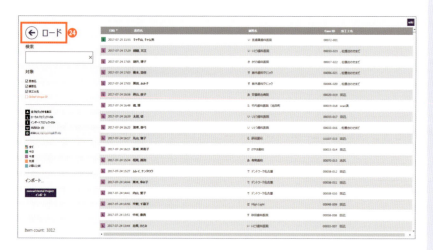

㉔ ロード画面が開き，任意のプロジェクトをダブルクリックするか，クリック後に出てくるプロジェクト情報ウィンドウの「ロード」をクリックします．

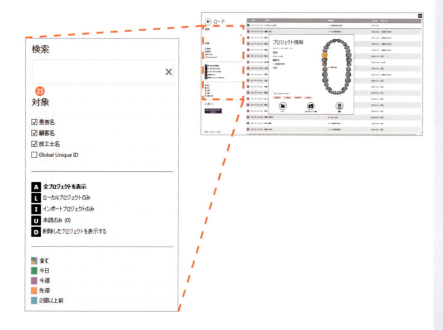

㉕ ロード画面の左側には検索のためのフィールドと，検索対象を絞りこめる□（チェックボックス）があります．名前で検索や歯科医院名で検索，あるいは歯科技工士名等で検索ができます．

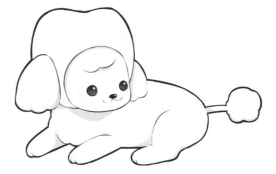

Lesson4 基本画面を知っておこう！

CADでの設計作業画面です．画面内には模型や様々なウィンドウが並んでいます．まず，基本的な画面について知っておきましょう．

干渉・クリアランス表示

上下顎関係の接触状態，また隣在歯との接触状態をカラーインジケータにて表示させるためのウィンドウです．咬合器シミュレーションを行った場合，対合歯だけでなく，前方運動，側方運動，後方運動の接触状態も表示されます

模型の表示/非表示

任意のモデルを表示/非表示にできます．モデルの透明度を変更することもできます

ウィザードウィンドウ

使用者が現在行っている操作に沿った内容が表示されます

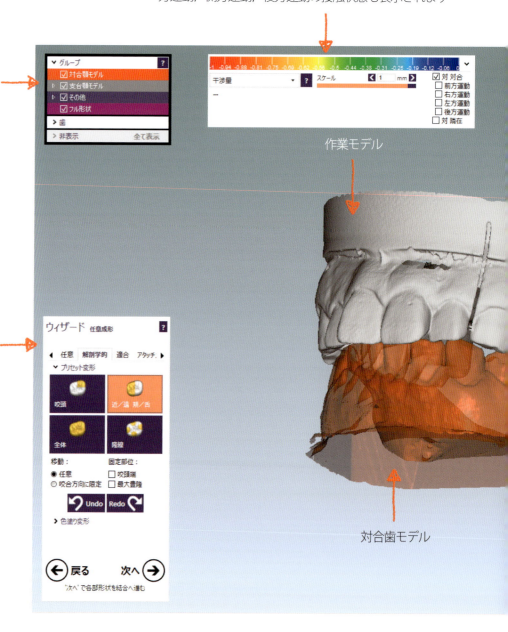

作業モデル

対合歯モデル

それぞれのウィンドウは，ツールバーを左クリックでつかんで任意の場所へ移動させることができます

exocadの操作を習得する前に
各部の構成や役割を確認して
おきましょう

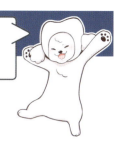

顎運動シミュレーション

顎運動のシミュレーションを行った場合，任意の動きのスライダーを操作することで実際にモデルを動かすことができます

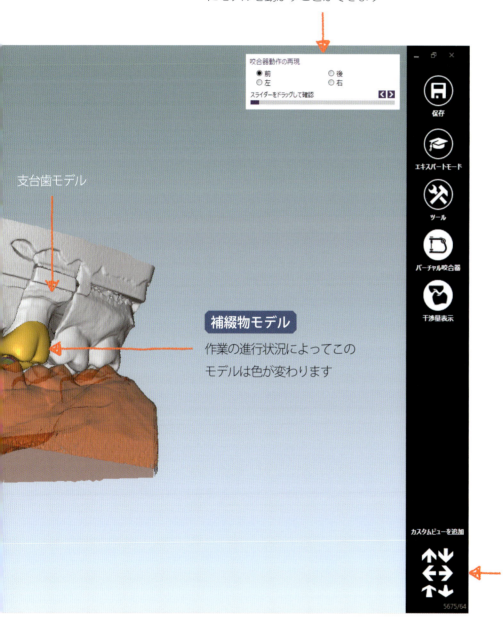

支台歯モデル

補綴物モデル

作業の進行状況によってこのモデルは色が変わります

視点変更ボタン

このボタンを使って視点を1クリックで変更できます

Lesson5 マウスの使い方を覚えよう！

「立体」を扱うから独特な使い方です！

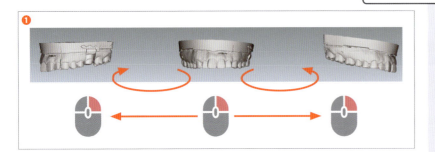

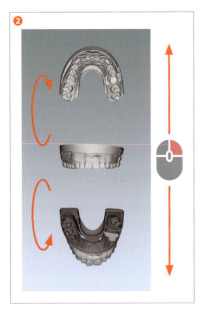

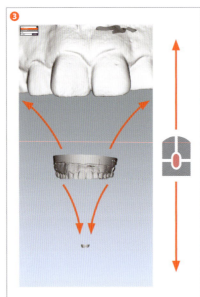

　CADソフトでは3D（三次元の立体）のイメージ画像を扱うため，一般的なソフトと異なり独特なマウスの使い方をします．

❶ 右クリックしたままマウスを左右に動かすと，モデルは左右に回転します．

❷ 右クリックしたまま上下に動かすと上下方向に回転します．❶の操作と組み合わせるとモデルを自由に回転できます．

❸ マウスのホイールを回転させると拡大・縮小できます．ホイールを回転させる時，カーソル（矢印）の位置を中心に拡大・縮小します．拡大させたいところの上でホイールを回転させましょう．

❹ マウスの右と左両方のボタンを同時にクリックしたままマウスを動かすと，視点の移動（パン）ができます．上下左右，どの方向にも自由に移動することができます．

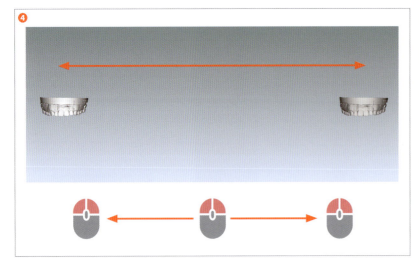

Tips
回転中心を変更せよ！

モデルを回転させて目的の場所を見たい時，見たい場所がクルっと回ってどこかに行ってしまうことがよくあります．そんな時には「回転中心」を設定すれば，余計な移動操作がなくとても便利です．何もない空間だと回転中心が打てませんので，モデルの表面に設定しましょう．回転中心を打つと，そのポイントが画面の中心になります．

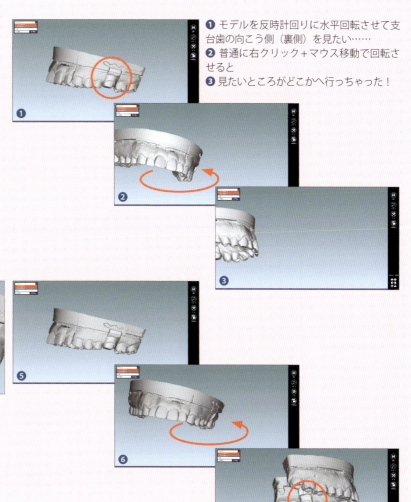

❶ モデルを反時計回りに水平回転させて支台歯の向こう側（裏側）を見たい……
❷ 普通に右クリック＋マウス移動で回転させると
❸ 見たいところがどこかへ行っちゃった！
❹ マウスのホイールを押すと，グリーンのポイントが一瞬表示されて消えます（図中赤円部）．ここが回転中心に設定されました
❺ 「回転中心」を設定した後，改めて回転させると……
❻ 指定された「回転中心」を中心にモデルが回転し……
❼ 見えた！

さて基本的な操作方法をマスターしたところで，いよいよ設計作業に入りましょう．

設計作業は「ウィザード形式」で進行していきます．

----ウィザード（Wizard）とは対話型のコンピュータープログラムであり，使用者に対して段階を踏襲しつつ，複雑な作業を行わせるユーザインタフェイスである（Wikipediaより）．----

つまり，CADソフト側から「これをしなさい」「次にこれをしなさい」と作業を行う指示が出て，ユーザーはその操作が終わると「次へ」等のボタンを押して次の操作に進む，というやり方です．

専門的な知識がなくても，exocadが次に何をすればよいか教えてくれるので設計作業を迷わず進めることができます．

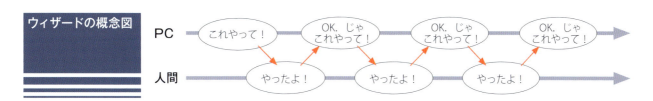

ウィザードの概念図

Lesson6 モデルのデータを読み込んでみよう！

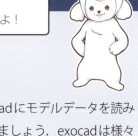
連携している
スキャナによって
読み込み方が違うよ！

スキャナでモデルデータを読み込み済みの場合

 スキャン

 CAD ❶

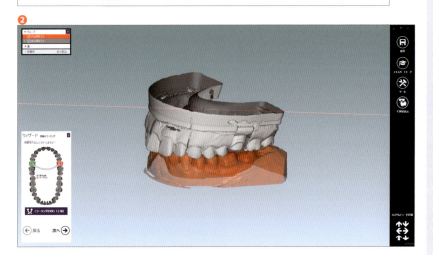

❷

exocadにモデルデータを読み込ませましょう．exocadは様々なCADシステムに採用されており，組み合わされるスキャナも多岐にわたっています．そのためそれぞれ操作が違います．ここではスキャナでモデルデータを読んだ後の状態から解説を始めます．

患者情報等を入力し終わったら，DentalDBのCADボタンをクリックします．モデルがスキャンされている場合，モデルが読み込まれ，設計のウィンドウが表示されます．

❶ CADをクリック．
❷ モデルが読み込まれました．

exocadがスキャナと連携していない場合，または連携していないほかのCAD/CAMシステムでスキャンしたデータを使用する場合は以下の手順で行います．

❸ CADをクリック．

スキャナと連動していない場合

 スキャン

 CAD ❸

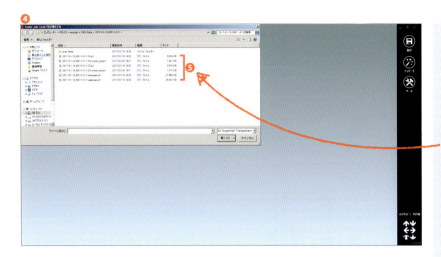

❹ 設計画面が開き，同時にエクスプローラ画面が表示されます．exocadが「模型データはどこ？」と聞いてきています．

❺ 模型データのある場所を表示し，作業側模型のデータを指定します．

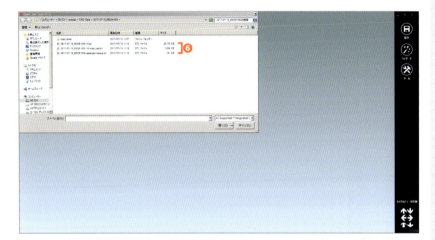

❻ 次に対合歯の模型データを指定します．

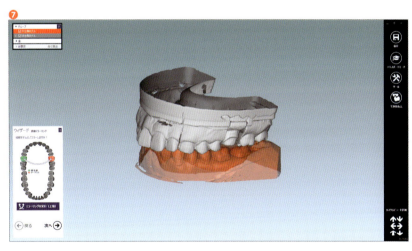

❼ データが読み込まれました．スキャナの仕様によって支台歯が読み込まれないことがあります．その場合，作業側模型データを指定する際にCtrlキーを押しながら作業側模型と支台歯の2つのデータを指定します．

Lesson7 咬合器シミュレーションをやってみよう！

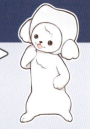

咬合器シミュレーションは
オプションの場合があります！

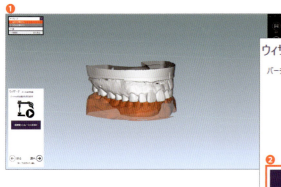

ここでは上下顎モデルをバーチャル咬合器にマウント（装着）→咬合運動をシミュレートします．

❶ 上下顎モデルとウィザードウィンドウが表示されています．

❷ ウィザードウィンドウの「顎運動シミュレーションを実行」をクリックします．

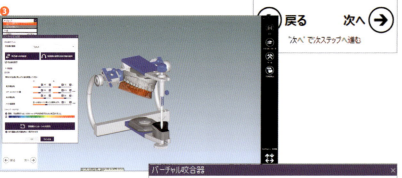

❸ 咬合器とモデルが表示されます．モデルのマウント位置がずれていたら咬合器上の咬合平面とモデルの咬合平面を合わせます．

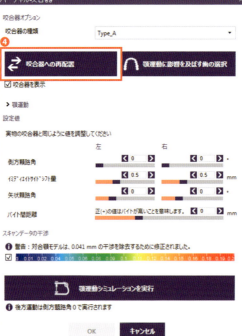

❹「咬合器への再配置」をクリック．

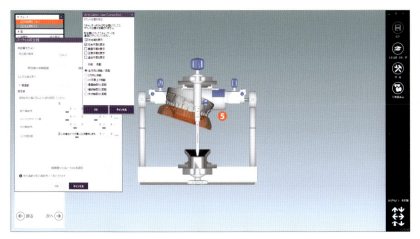

　モデルは左クリックをしたままマウスを動かすと「縦」「横」位置を移動できます．「Ctrlキー」を押しながら左クリック＋マウス移動でモデルを回転できます．

❺ まず真正面からの視点に動かします（右クリックしたままマウスを動かします．あるいは画面右にある視点移動のボタンを使います）．

❻ それぞれのボタンの視点は左の図のような位置から見ることができます．

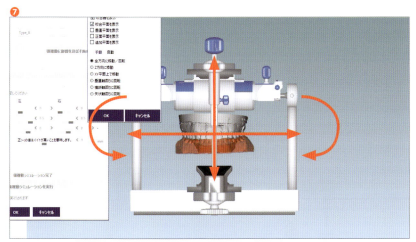

❼ 真正面から見た状態で，咬合平面の傾きと正面から見た高さの2点を揃えます．

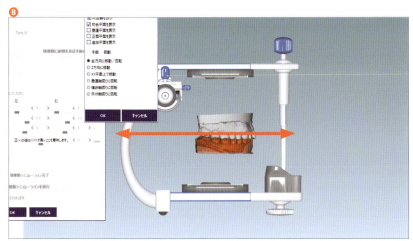

❽ 次に真横からの視点に動かします．咬合器の顆頭球や下弓を目安にします．下弓が重なって見えるところが真横です．ここで前後方向へモデルを動かして，切歯指導標まで移動させます．

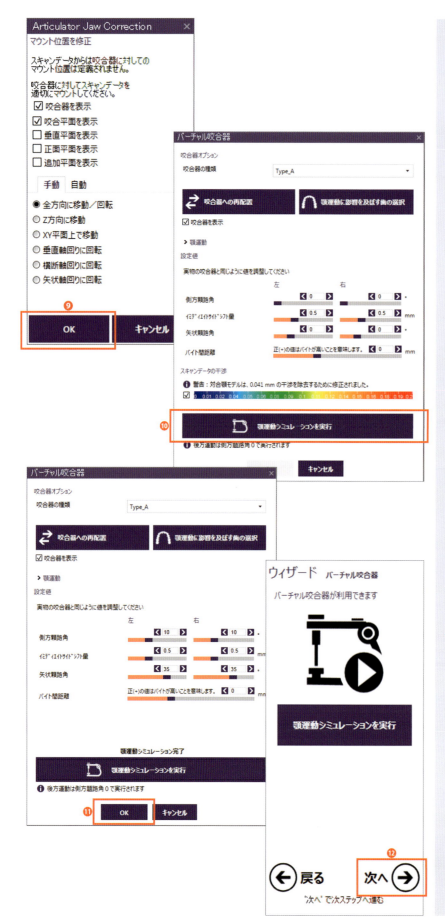

❾ OKをクリック．これで咬合器へのマウントは完了しました．

❿ 「顎運動シミュレーション」をクリックするとバーチャル咬合器が咬合運動を行います．

⓫ 咬合運動終了後，OKをクリックすれば，この咬合運動をソフトが記憶します．これから設計する補綴物に対して，接触状態が常にカラーインジケータで適用されるので，毎回咬合器で確認する必要はありません．

⓬ 咬合器シミュレーションは終了です．「次へ」をクリックします．

この時も3Dでのモデルの動かし方を考えながら行わないとあっちへ行ったりこっちへ行ったりとなかなか位置が決まりません．34頁のColumn①で解説していることを念頭に動かしてみましょう．

Lesson7 咬合器シミュレーションをやってみよう！

> **Tips** 咬合器へのマウント時にアラート表示を強いられているんだ！

「上顎と下顎のスキャンデータに少なくともXXmm干渉した部分があります」……これはスキャンしたデータの上下顎模型に干渉（食い込んでいる）部分がある時に表示されます．これには以下の2通りの原因があります．

❶ 単純に上下模型のデータが「食い込んで」干渉している場合

❷ 上下顎模型の接触する位置によってexocadが錯覚してしまう場合

❶ については，上下の顎模型をスキャン後，咬合状態をスキャンする時に干渉していたため（気泡を取り忘れていた等），その部分を除去してスキャンした場合や，スキャンデータの位置合わせが間違っていたことが原因です．

❷ はexocadが接触を見る時，Z軸上（縦方向）で接触している場合は問題なく通常の接触状態と判断しますが，前歯の舌側等（つまり，模型の上端ではないところ）で接触していると食い込んでいると誤認してしまうのが原因です．

❷ への対処としてはもう一度スキャンし直すか，エキスパートモード（後述）へ移行し，接触部分のモデルデータを削除する，となります．

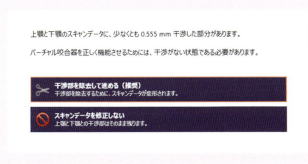

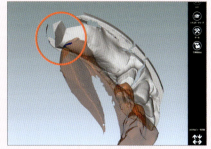

上下顎をスキャンした後，模型を咬合させたら干渉してしまったため下顎後端がデータ上で食い込んでいる状態

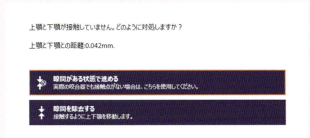

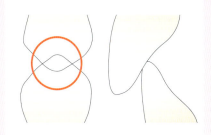

あまり問題ない　　誤認してしまう

「上下顎が接触していません」が表示された場合，スキャンデータの位置合わせが間違っていたか，ほぼ無歯顎で上下顎模型に接触部分がない場合，またはワックスバイトを咬ませてスキャンしたため，ワックスの厚みで上下顎模型が接触していなかった場合が考えられます．この場合，状況に合わせて「隙間がある状態で進める」をクリックするか，「隙間を除去する」を選びます．「隙間を除去する」を選ぶと，上下顎の模型が接触するところまで模型データをZ軸上で移動してくれます．

| Column ① | 3Dモデルが思い通りに動かない，そんなアナタに贈る素敵なヒント！|

　3Dを扱い始めて最初のうちは，視点変更やモデルの移動が難しく感じることでしょう．咬合器へのマウントでいきなり壁にぶつかってしまった方もおられるかもしれません．それもそのはず，3D（立体）をパソコンのモニターという2D（二次元）で見ているのですから，違和感があるのは当然のことです．ここで，2Dと3Dで見た時の感覚のずれについて知っておきましょう．

　まず，この感覚のずれを，縦に重なった2つの立方体を例に説明してみましょう（❶）．

　上に乗っている立方体を❶の視点から「上」へ移動させます（❷）．この結果を，A視点とB視点に移動して確認してみます（❸〜❺）．

　こうして見ると，❶→❷で真上に動かしたはずが，実は移動方向が真上ではなかったことがわかります．

　次に設計行程で行うモデルの変形を例にしてみましょう（❻）．第一大臼歯のモデルを縦に引き伸ばしてみます（❼）．視点は先ほどのように斜め上方向から見ています．

　縦方向に引き伸ばす変形を適用しました．これを真横方向から確認してみます．すると，縦に引き伸ばしただけのつもりが，斜めにも変形が適用されており，歯牙モデルが平行四辺形のようにひしゃげた形になってしまいました（❽）．これが，3Dを2Dで見た時の感覚のずれです．

　これらのことから，3Dモデルの移動・変形等は，「現在見ている視点」と正対する平面を基準に適用されることがわかると思います（❾）．

　この視点とそこにある仮想平面を意識せずに移動・変形を行うと，「思いもよらぬ移動」「思いもよらぬ変形」を招くことになります．これ防ぐために，3Dのモデルの変形や移動を行う際には真正面や真横，真上等，基準となる視点を決めて行いましょう．

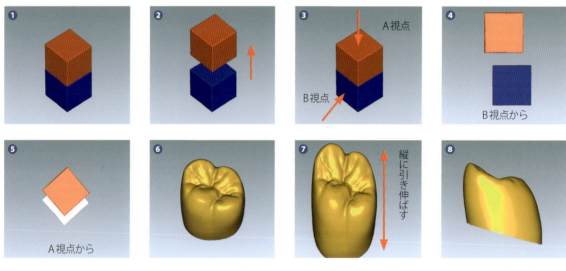

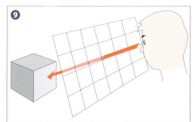

この面を基準に変形・移動が適用される

以上のことを踏まえて，3Dモデルを移動させる方法のコツを紹介します．3Dモデルを任意の位置へ移動させたい時，あちこちと視点を変えて見回す必要はありません．「真正面」「真横」「真上」「真下」のどれか，視点を2回変えて見るだけで位置合わせはできます．

　咬合器装着で例を示します．まず「真正面」「真横」「真上」「真下」のどれかに視点を移動します．今回は真正面にしてみましょう（⑩）．この視点からはX軸とZ軸の2軸が確認できます．ここで（見た目から）上下方向（Z軸）と左右方向（X軸）を合わせます．

　次に，いま確認できない面は奥行き方向（Y軸）なので，Y軸が正面から見える方向に視点を変えます（⑪）．そして，この面から見て左右方向（Y軸）を移動させて位置を合わせます．ポイントは，一つの面から三次元の要素のうち2軸が確認できることです．3Dでの位置合わせは3軸の位置を合わせれば良いため，一つの視点で2軸を動かして，残り1軸を合わせればOKです．

　視点の移動が「真正面」「真横」「真上」「真下」にうまく合わせられない時は，ツールバーの中にある視点移動ボタンを利用してみましょう．赤い矢印方向から見た視点に切り替わります（⑫）．便利なボタンですが，練習のため，マウスの操作に慣れるまではあえて使わないようにしても良いかもしれません．

　次に物体の回転や拡大について紹介します．モデルを回転させたり拡大／縮小させる時，exocadではShiftやCtrlキーをしながらモデルの一部を「つかんで」回転させたり，引っ張ったりしながらサイズを変更します．この時，回転やサイズ変更したいモデルの中心に「変形，回転の中心点」があると意識するとうまく操作できます（⑬）．

　なお，中心点から近いところをつかんで動かすと，マウスの少しの動きが大きく影響します．逆に中心点からに遠いところをつかんで動かすと，大きくマウスを動かしても影響が少なくなるので，細かい操作が可能になります．もちろん，この時も「真正面」「真横」「真上」「真下」からの視点にしてから作業しないと，思わぬ方向へ変形してしまうので注意してください．

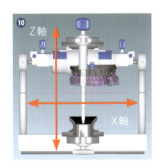
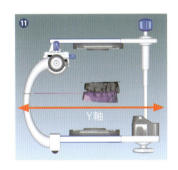
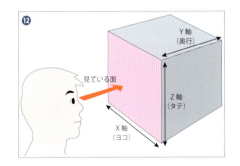

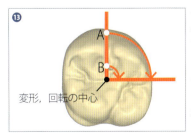

モデルを90°回転させたい時，Aをつかんで操作するほうがBをつかむよりも操作距離を長くとれます．この距離が長いほうが，微調整がしやすくなります．例えば，⑭のようにオーディオのボリュームツマミが極端に細いと，音量の微調整はとても難しくなるのと同じことです

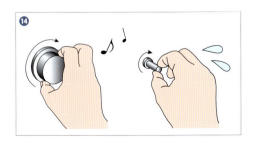

Lesson8 マージンラインを設定してみよう！

ここでやること

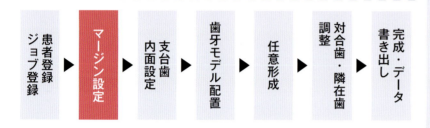

支台歯モデルにマージンライン
を設定しましょう．

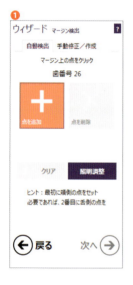

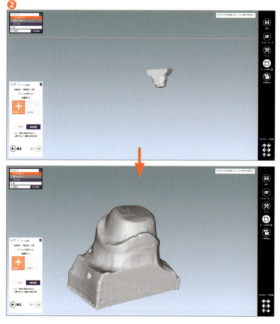

❶ マージン設定のウィザード
ウィンドウです．

❷ 支台歯モデルをマージンが見
やすい位置へ移動・回転させます．

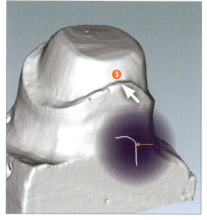
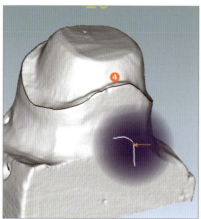

❸ 支台歯のマージンラインの上
で左クリック．

❹ モデルの形状を読み取り，マー
ジンラインが設定されました．

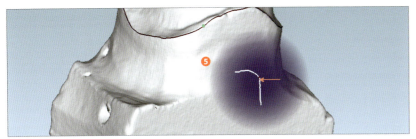

❺ 円の中に出る図と矢印は，模型の垂直断面とマウスポインタの場所です．参考にしてクリックしましょう．支台歯を回してマージンの全周を確認しましょう．

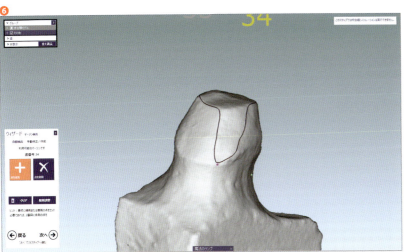

❻ マージンラインを拾ってくれない時の操作を説明します．1点クリックしましたが，舌側のマージンラインを拾っていません．マージンがとれていない方向へ支台歯を回して……

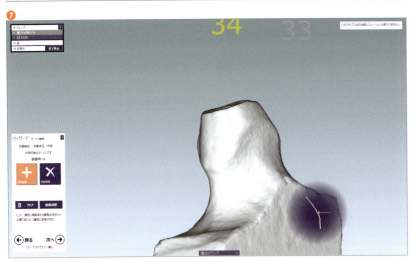

❼ 2点目をクリックします．1点目を頬側でクリックしていたら，反対側（舌側）でクリックします．

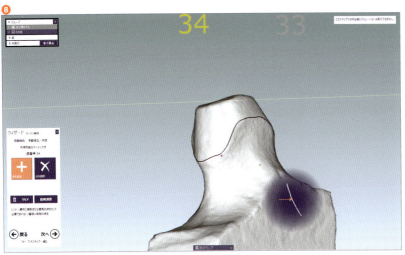

❽ 全周マージンとして認識しました．

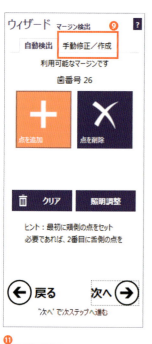
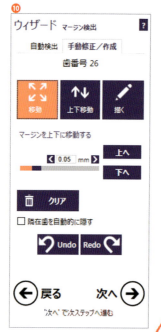

❾ マージンラインを確認し，設定したラインが違っていたり，修正したい時はウィザードウィンドウの手動修正／作成タブをクリックします．

❿ ウィンドウが修正モードに変わります．

⓫ マージンラインがグリーンに変わり，グリーンのボール（バウンティングポイント）が表示されます．このボールを左クリックでつかんで移動させます．

⓬ もっと細かく調整をしたい時は，ポイントとポイントの間の任意の場所をクリックします．新しいポイントが追加されるので，これを移動させてさらに細かく調整します．画像を拡大して表示すると，さらに細かくポイントが打てます．バウンティングポイントを移動させると前後のマージンラインが影響を受けるので注意しましょう．また，このマージンラインはポイントを左クリックしたまま右クリックを押すと（同時押しではありません）消去することができます．

⓭ このボタンでマージンラインを均一に下げたり上げたりすることが可能です．移動させたい数値を入力して「上へ」か「下へ」をクリックします．すると，マージンラインが均一に上下に移動します．

⓮ マージンラインが設定できたら「次へ」をクリックします．

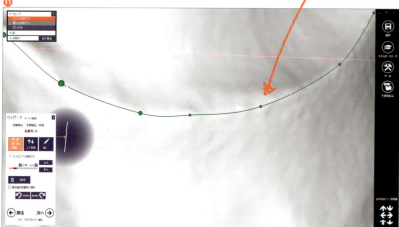
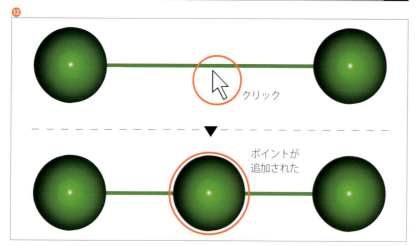
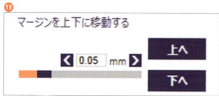
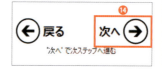

Lesson8 マージンラインを設定してみよう！

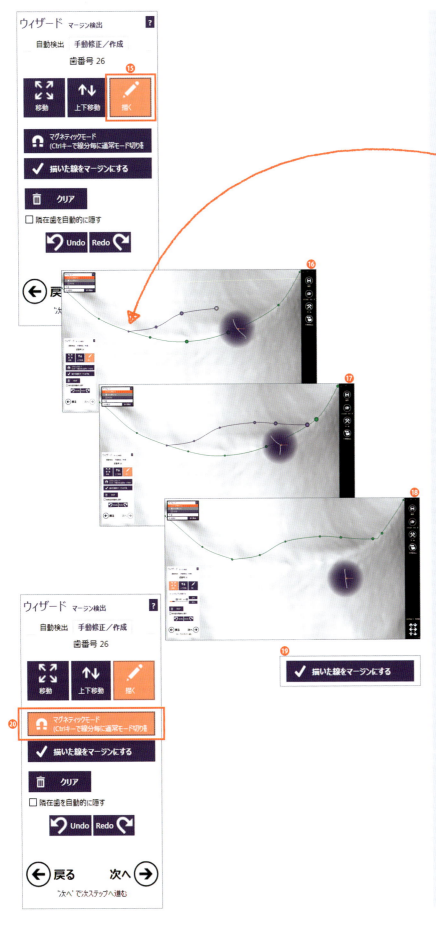

⓯「描く」でも修正が可能です．

⓰「描く」ボタンを押し，修正したいライン上で1点目をクリック．この時，既存のマージンと重なるようにクリックします．2点目，3点目をクリックして線を引いていきます．

⓱ 引き終わりの点をクリックします．この時も既存のマージンラインと重なるようにします．

⓲，⓳ 最後の点をクリックする時にダブルクリックをするか，「描いた線をマージンにする」をクリックするとマージンの修正ができます．

⓴ マグネティックモードは模型の凹凸を拾って自動でマージンを探しながら線を引いていくモードです．状況によって使い分けましょう．修正ではなく，最初から最後まで「描く」でマージンラインを設定することも可能です．

Lesson9 支台歯の設定をしてみよう！

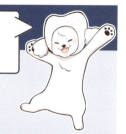

主にクラウン内面の設定をします！

ここでやること

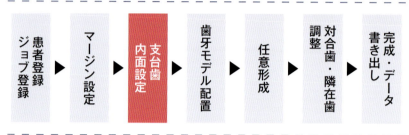

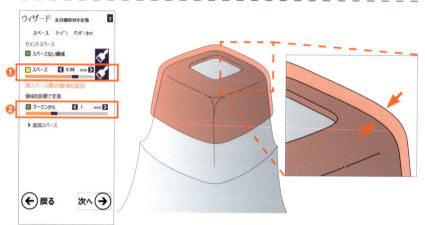

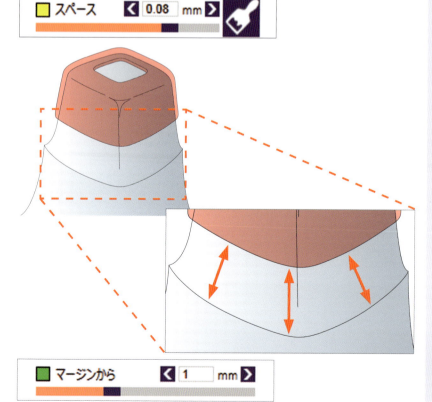

支台歯に対して「セメントスペース」「マージン形状」「アンダーカットの処理」の3要素を設定します．設定方法はウィザードに従って進めます．このウィザードには3つのタブがあり，それぞれ細かい設定が行えます．

「スペース」タブ

スペース

❶ セメントスペースの厚みとして支台歯表面から補綴物内面までの距離をmmで設定します．スライドバーを左クリックでつかんで左右に動かすか，直接数字をフィールドに入力してEnterを押すことで設定できます．

「スペース」タブ

マージンから

❷ マージンからセメントスペースまでの距離を指定します．この部分では補綴物と支台歯は接することになります．スライドバーを左クリックでつかんで左右に動かすか，直接数字を入力してからEnterキーを押すことで設定できます．

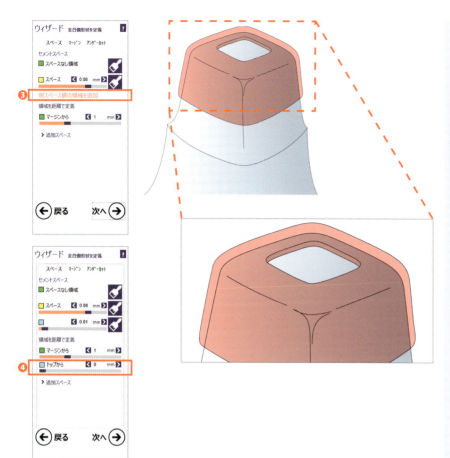

❸「別スペース値の領域を追加」をクリックすると,「トップから」の値が設定できます.

「別スペース値の領域を追加」
トップから

❹ セメントスペースの終わる距離（支台歯頂上部からの距離）です.スライドバーを左クリックでつかんで左右に動かすか,直接数字を入力してからEnterキーを押すことで設定できます.終了位置を「0mm」に設定すると,セメントスペースは支台歯頂上まですべて覆い,ここに実数が入ると,頂上部は補綴物と接することになります.

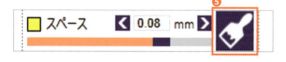

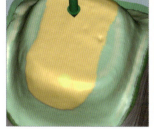 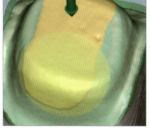

❺ それぞれのパラメータにあるブラシのアイコンをクリックすると,設定した領域の他に任意にスペースを追加することが可能です.例えば,支台歯のエッジが鋭い場合等は,ブラシアイコンをクリックした後,左クリックで領域を追加指定していきます.塗りにくい場合はShiftキーを押しながらホイールを回転させるとブラシの大きさを変更できます.また,Shiftキーを押しながら左クリックで領域の削除ができます.

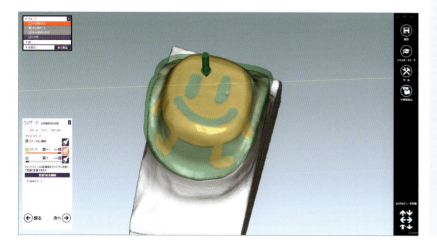

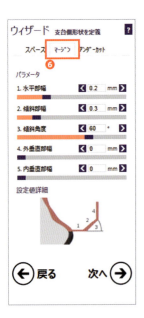

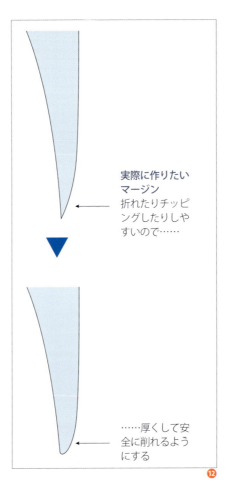

❻「マージン」タブ……マージン部の断面形状の設定です．

❼ 水平部幅……マージンから水平に出る距離．スライドバーを左クリックでつかんで左右に動かすか，直接数字を入力してからEnterキーを押すことで設定できます．

❽ 傾斜部幅……傾斜部の長さ．

❾ 傾斜角度……水平部と傾斜部の角度を指定します．

❿ 外垂直部幅……さらに垂直方向へ伸ばす場合に使用します．

⓫ 内垂直部幅……指定した数値分，マージンラインを下方向へ移動させます．

　これらを設定し終わったら「次へ」をクリックします．マージン部が鋭利な状態だと，ミリングマシンでの切削時，あるいは手作業での調整時にチッピングするおそれがあります⓬．これを予防するためマージン部に厚みをとり，研磨代（けんましろ）としても利用します．また，このチッピングもCAM側の加工パスの優劣によって発生する度合いが変わります．マシンのコンディション，CAMのクセ等から最適な値を探してみましょう．

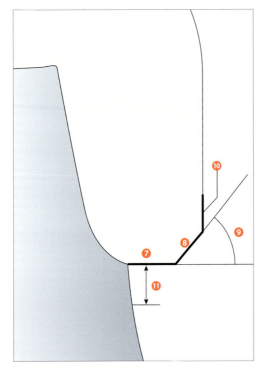

　毎回これらの項目に数値を設定するのは面倒に感じると思いますが，この数値はLesson3（21頁）でも述べたとおり，歯科医院ごとに設定できます．まずは使ってみて，適切な数値が見つかったらその値で設定しましょう．一度設定してしまえば，後はほとんど変える必要はありません．

　『歯科用CAD/CAM ハンドブック』（ヤマキン株式会社 刊）によると，「標準的なセメントスペースは0.04mm，きつめは0.03mm，ゆるめでは0.05mm」となっています．また，支台歯形成によっても適合が左右されることがあります（53頁のColumn ④参照）．

Column ② ミリングマシンの加工の限界を知っておいて！

　CADソフトによる設計の後，最終的にはミリングマシン（削り出しを行う切削機）や3Dプリンタ等で「立体」に出力しないことには「補綴物」にはなりません．出力先の機器として3Dプリンタが使用されることもありますが，本書刊行現在では，主にミリングマシンが使用されています．

　しかし，ミリングマシンには物理的な限界が存在します．それは，ミリングマシンの「切削バーの太さ」です．

　具体的には，ミリングマシンは切削バーを使って材料を削っていくため，バーの太さ以下の表現（バーよりも細い溝等）は基本的には再現できません（❶～❸）．そのため，表面が細かく凸凹している支台歯や，荒いダイヤモンドバーで削った後に仕上げをしていない支台歯等は不適合になりやすく，丸みのない支台歯も同様の理由で不適合になりやすくなります．このことは，マージンラインがスムースではない支台歯も同様です．

　CAD/CAM冠用のレジンブロックやジルコニア等のCAD/CAM加工物の材料の販売メーカーが「丸みをつけて支台歯形成を行ってください」「スムースなフィニッシュラインに仕上げてください」とユーザーに対してアナウンスをしているのには，このような理由があるのです．

　スキャナーの計測精度やミリングマシン加工精度については，キャリブレーション等の適切な調整を行っていれば大きな誤差を生むことはありませんが，「加工の限界」を超えたディテールの再現は，残念ながら物理的に行えません．このため，均一な値でセメントスペースを設定していると，同じ加工条件なのにフィットの良い時と良くない時が生じてしまいます．これは主に支台歯の形状や表面性状に原因がありますが，ラボサイドとしては，支台歯にセメントスペースやマージンライン等を設定する時は，支台歯の形状を見て「ミリングバーによる切削状態」を想像しながら設定するようにしましょう．

　そして何より，前述した「加工の限界」がCAD/CAMの特性であることを，歯科医師も歯科技工士も共に理解したうえで，お互いの操作（歯科医師による支台歯形成，歯科技工士によるCAD設計）を行うことが，最も理想的と言えるでしょう．

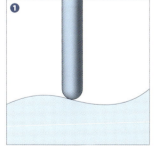
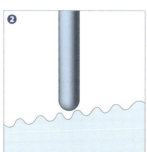
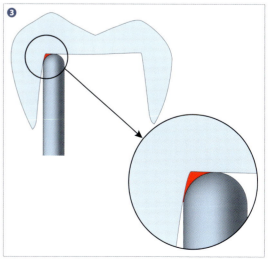

図中，赤い部分は物理的に切削バーが届かない部分です．支台歯に丸みがないと，このような不適合が生じます

Lesson10 術前モデルをコピーしてみよう！

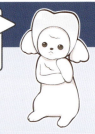

今回はこの機能は使いません．覚えておくといつか使えますよ！

ここでやること

患者登録ジョブ登録 ▶ マージン設定 ▶ 支台歯内面設定 ▶ **歯牙モデル配置** ▶ 任意形成 ▶ 対合歯・隣在歯調整 ▶ 完成・データ書き出し

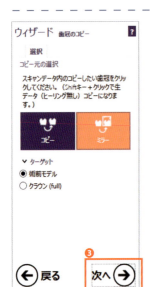

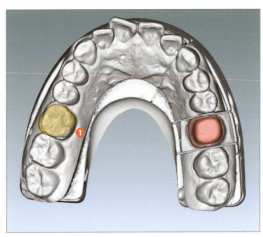

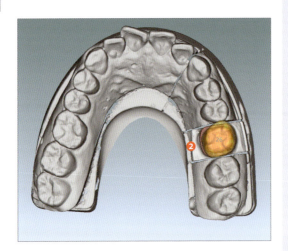

ウィザードに沿って進めていくと，「術前モデルのコピー」ができます．

反対側同名歯の1本をコピーしてモデルとして使用したり（❶，❷），前歯部の形態をミラーリングして使用することができます．

今回は使用しないので「次へ」をクリックします（❸）．

Column ③ 支台歯形成と適合ってどう関係してる?

Column②ではマシンの限界についてお話しましたが,実際に支台歯の形状によって適合にどのくらい差がでるのかを検証してみましょう.

❶,❷の支台歯は,歯科用ではない一般的なCADソフトを利用して設計し,ケミカルウッドを切削加工機(ローランド製DWX-4)で削り出した仮想支台歯です.軸面の傾斜を5°の「理想的」な角度に設定し,エッジにラウンド加工を施したものと施していないものを用意しています.これを歯科用CAD/CAMシステムでスキャンし,クラウンを設計,ワックスを切削して適合を確認しました.

まずは軸面5°形成のラウンド仕上げを施したもの(5R).適合は良好です(❸).ところが,同じ軸面角度ながら「カドを落とさなかった」だけで,模型の下まで入らなくなります(❹).ワックスはCAD/CAM冠のハイブリッドレジンとは異なって滑るために入りやすくなりますが,それでも図示した高さまでしか入りません.

「支台歯のカドを取らなかった」…たったこれだけの違いで適合に影響がでます.

この時の支台歯側形状のデータは以下のとおりです.

・セメントスペース:0.04
・距離:1.5mm
・終了位置:0mm

以上のことから,CAD/CAMにおいては支台歯形状が重要であることがよくわかります.

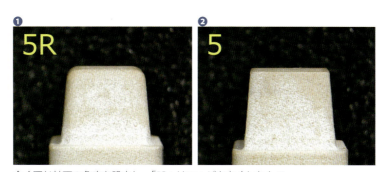

全く同じ軸面の角度を設定し,「5R」はエッジを丸くしたもの

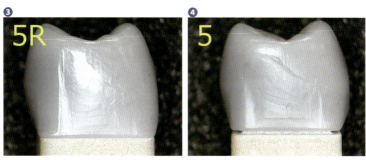

同じ軸面角度ながら「カドを落とさなかった」だけで,模型の下まで入らなくなる

Lesson11 モデル配置を行ってみよう！

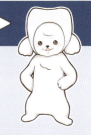

歯牙のモデルを
支台歯モデル上に
配置するよ！

ここでやること

患者登録ジョブ登録 ▶ マージン設定 ▶ 支台歯内面設定 ▶ **歯牙モデル配置** ▶ 任意形成 ▶ 対合歯・隣在歯調整 ▶ 完成・データ書き出し

exocadに収録されている歯のマスターモデルを支台歯上に配置します．

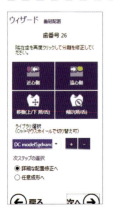
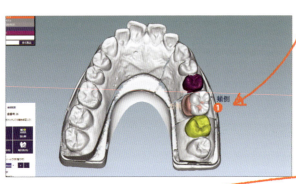

❶ 近心と遠心の歯牙をexocadが判別し，自動でほぼ近遠心的に大きさが合った歯牙モデルが配置されます．

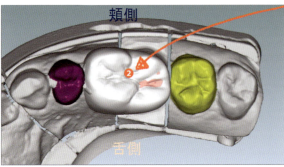
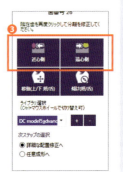

❷ 近心/遠心の隣在歯をexocadが誤って認識すると大きさが合わない歯牙が配置されます．

❸ その時にはウィザードウィンドウの「近心側」「遠心側」のボタンを押し左クリックで再指定しましょう．

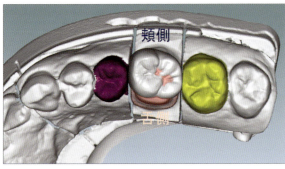

❹ 「移動（上/下 頬/舌）」，「傾け（頬/舌）」ボタンを使って，モデルの配置修正ができますが，今回は「詳細な配置修正へ」にチェックを入れて「次へ」をクリック（❺）．

❻ ライブラリの「▼」をクリックすると，exocadに収録されているライブラリの中から様々な歯冠形態を選ぶことができます．

Lesson12 修正配置を行ってみよう！

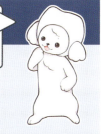

歯牙のモデルを
もっと良い位置へ！

 ここでやること

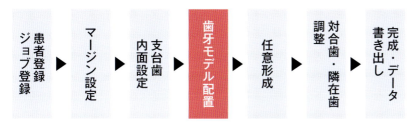

配置されたモデルをさらに適切な位置へ配置します．左クリックでモデルをつかんで，クリックしたままマウスを動かして移動，回転，拡大・縮小させます．ウィザードウィンドウの各ボタンの機能を解説します．

❶〜❸ 移動ボタン……視点から正対する面に沿ってモデルが動きます（画面奥方向へは動きません）．

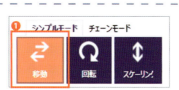

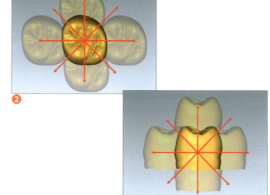

Tips
作業視点ってやつを変えてみようか

配置修正を含め，この後の作業での移動・拡大・変形等の作業を行う時は，真上・真横の視点から操作しましょう（lesson3参照）．斜めの視点からだと，思っている方向とは違うところへ動いてしまいます．例えば❶の視点から移動の操作する場合，青グリッドの平面上でしかモデルは移動しません．視点を斜め方向から操作すると，この仮想平面も傾いてしまい，水平に移動しなくなってしまいます．

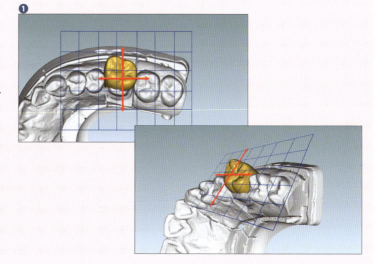

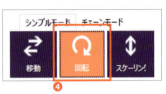

❹ 回転ボタン……モデルを回転させます．

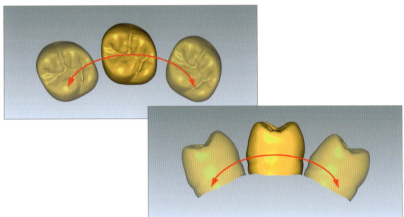

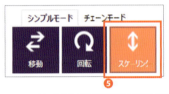

❺ スケーリングボタン……モデルを拡大・縮小させます．

　この3つのボタン操作を組み合せて歯牙モデルを最適な位置へ移動させます．

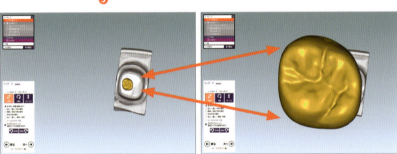

Tips
君よ「Undo」「Redo」のボタンを使え

　Undo（アンドゥ）ボタンを押すと，操作を間違ったりした時，操作を取り消してその前の状態に戻ることができます．

　Redo（リドゥ）ボタンを押せば，Undoで取り消した動作を元に戻します．

　このUndoとRedoの操作は，この後の工程でも必要に応じて使用します．

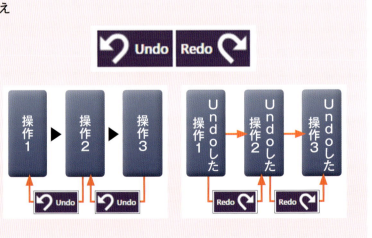

Lesson12 修正配置を行ってみよう！

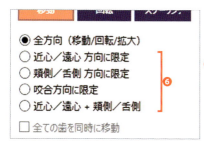
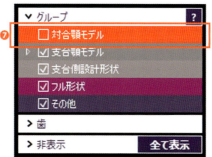

❻ うまく動かせない時は，「全方向」から下にある項目を活用します．これらは，モデルを動かす方向を限定するボタンです．あえて動きを制限することで，思わぬ方向へ動くのを防ぎます．まずはこの「動きの限定」を利用して歯のモデルを配置してみましょう．

❼ まず，対合歯の表示が配置の邪魔になるので，「表示/非表示」ウィンドウの対合顎モデルの□（チェックボックス）をクリックして対合歯を非表示にしておきます．

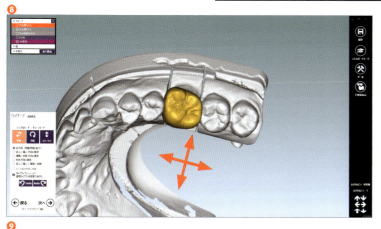

❽ 歯牙モデルが配置された状態です（真上からの視点にします）．場所，回転，大きさともにここから直していきます．

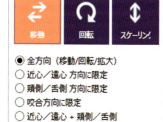
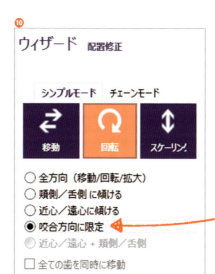

❾「移動」を選び，「全方向」にチェック（●）が入っている状態にしておきます．この状態で，左クリックで歯のモデルをつかみ，移動させます．

❿ 次に向きを調整します．「回転」を選択して，「咬合方向に限定」を選びます．

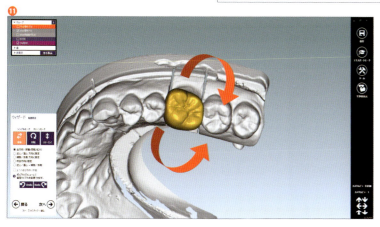

⓫ マウスでモデルをつかんで回転させます．回転させる時はなるべくモデルの端をつかみます．この時,「全ての方向」を選んでいると，歯牙モデルは咬合面だけでなく，奥方向や手前方向にも回転してしまいます．

49

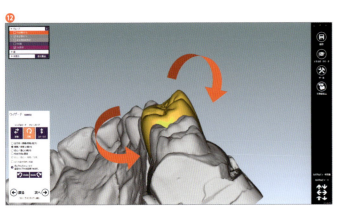

⑫, ⑬ 次に「頬側／舌側に傾ける」を選び，展開角を見るために前方か後方からの視点にします．残存歯等を参考にしながら傾きを調整します．

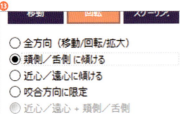

⑭, ⑮ 頬側からの視点にします．「近心／遠心に傾ける」を選び，残存歯等を参考にしながら傾きを調整します．

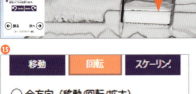

⑯ 移動・全方向にして，高さを修正します．

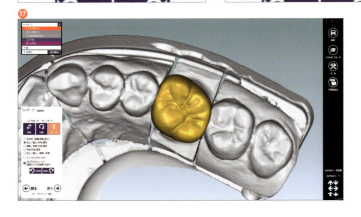

⑰ これで配置修正はほぼ完了しました．3Dでの配置は，2～3回（この場合は回転の要素があるので3回です）視点を変えるだけで完了します．あちこち見回す必要はありません．

Lesson12 修正配置を行ってみよう！

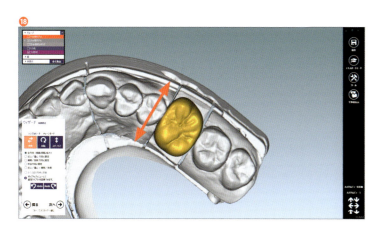

❶⓼ 状況に応じてスケーリングを使って大きさを整えます．図はスケーリングの「頬側／舌側方向に限定」を利用した状態です．

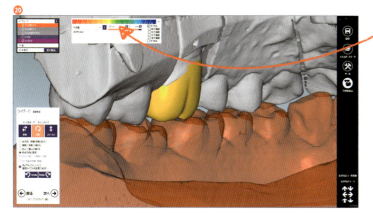

❶⓽ 対合歯との距離も確認しましょう．干渉量表示（❷⓶）をクリックすることで，対合歯や隣在歯との距離がカラーチャートで表示されます（❷⓷, ❷⓸）．

❷⓪ カラーバーのウィンドウは右端の＞をクリックすると展開でき，咬合器のシミュレーションをしていると，この表示ウィンドウの左上に顎運動の6つの□（チェックボックス）が表示されます（❷⓸の右端）．対合や隣在にチェックを入れ，必要に応じて確認します．

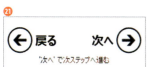

❷⓵ 対合歯との関係を調整し，配置が完了しました．ウィザードボタンの「次へ」をクリックします．クリックすると歯のモデルがマージンに合わせてフィットします．

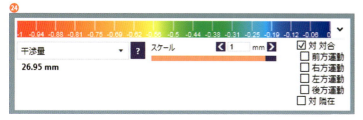

❷⓶〜❷⓸ 干渉量表示ボタンをクリックすると干渉量のインジケータウィンドウが出てきます．右端の「＞」をクリックすると各運動ごとにon/offできるチェックボックスが表示されます．

51

Tips
ショートカットキーは伊達じゃない！

操作に慣れてきたら，ショートカットキーを使ってみましょう．ショートカットキーを使うと，「**移動**」「**全ての方向**」が選択された状態で，すべての配置作業ができます．

❶，❷ Shiftキーを押しながらマウスを操作すると，スケーリングができます．

❸ Ctrlキーを押しながら操作すると，回転が行えます．

❹ ShiftキーとCtrlキーを同時に押してマウス操作すると，マウスを動かした任意の方向へスケーリングできます．ショートカットキーを使うと作業効率が上がります．

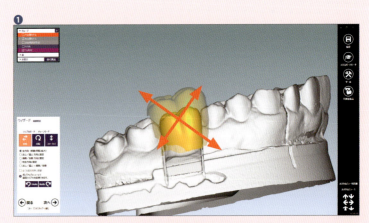

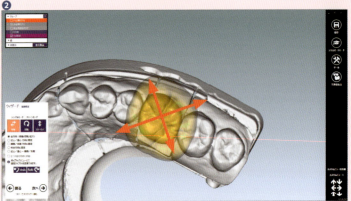

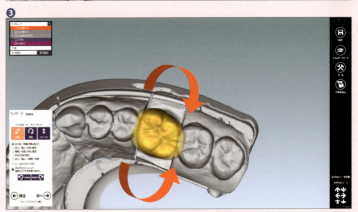

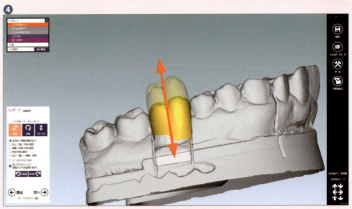

Column ④　CAD/CAMクラウンの適合って緩いの？

　CAD/CAMで製作したクラウンを模型上にセットして，ひっくり返すとクラウンが落ちるということがあるかもしれません．

　CAD/CAM補綴物についてあまり知識のない歯科医師に納品する時，これをもって「ユルい」「CAD/CAMは適合が甘い」と判断されることがあります．

　でも，実のところは緩くて当然．その状態で「狙い通りに適合している」ことに間違いないはずです（※）．

　CAD設計では支台歯側形状を設定する時，セメントスペースは画面上で与えて補綴物を設計します．一方，従来のメタルクラウン等では，実際にスペーサー等を塗布し，本当にこの厚みを作ってその上にクラウンを製作しているため，スペーサーを含め，冠の内面はすべて接触しています．CADで作成したものはこのスペース分の"接触する面"を持っていません．

　CAD/CAMではセメントスペースはバーチャルなもの．ワックスアップ等で作成するクラウンはリアルな厚みを持ったもの．CAD/CAMでは実際にスペーサーを塗っているわけではなく，バーチャルな世界でスペースを付与します．そのため完成物の内面はセメントスペースとして設定された「スキマ」が開いていることになります．当然，完成したクラウンは接触面積は少なくなっているので（❶），緩くも感じるし，支台歯形状によっては（特に断面が円形に近いと）クラウンがツイスト現象を起こすことになります．

　「CAD/CAM冠やジルコニア冠が緩い」「ほら，逆さまにすると落ちるじゃん」と言われたら（❷），「落ちて当然．緩く感じても当然」と答えましょう．

　ただし，この傾向は加工の限界等といったCAD/CAMの工程に関わる複数の要素があって，「良い形成」では狙った通りのセメントスペースが再現されますが，「良くない形成」では支台歯に入ることすら難しいこともあるため，冠内面を削って調整することになり，狙った通りのスペースにはなっていません．よって，良い形成では「狙い通り」，良くない形成は削って調整することにより「内面が実際に緩め」の傾向になりがちです．

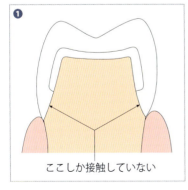

ここしか接触していない

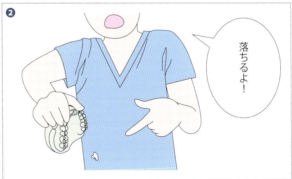

落ちるよ！

※狙い通りに適合しないのは何故？
　「CAD/CAMは精度が良い」，これは事実です．工業系ではこのことが当然の前提としてすべての工程が進んでいます．なぜ精度が良いかというと「合わされる側」と「合わせる側」どちらもCAD/CAMで製作しているからです．ところが，歯科でCAD/CAMで適合が悪く感じることがあるのはなぜでしょう．それは手で削った「あやふやな面」にCAD/CAMで面を合わせるので，精度の良い出力機を使用しても，正確に相手の面をトレースできないことがあるためです．端的に言えば，機械加工されたかのような形成面であれば適合が良くなり，形成が「ｆにｓどｈｆげあべし」（表現は自主規制）なものは，その形成面/形態に比例（この場合は反比例？）して適合しなくなるのです．

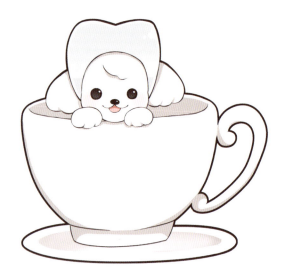

Lesson13 任意形成をやってみよう！

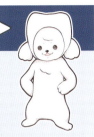

盛ったり削ったり，変形させたり．イチバン楽しいところです！

ここでやること

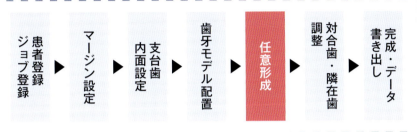

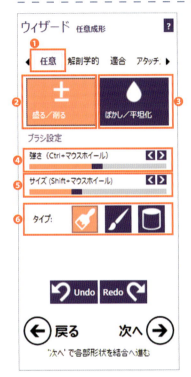

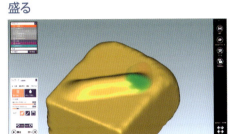

盛る

削る

ぼかす

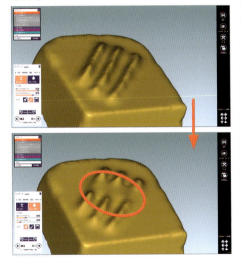

　任意形成を行い，形態をさらに整えます．その前に，ツールの説明をしておきます．基本的に使用するのは「任意」と「解剖学的」の2つのタブです．

　「任意」は，表示されるブラシを使って直接モデルを盛り上げたり削ったりする，いわば「バーチャルワックスアップ」です．

❶ 任意タブ：盛ったり削ったりする時に選択します．

❷ 盛る／削るボタン：これが選択されていると，左クリックで盛る作業ができます．Shiftキーを押しながら左クリックで削る操作ができます．

❸ ぼかし／平坦化ボタン：左クリックでぼかし，Shiftキーを押しながら左クリックで平坦化ができます．

❹ 強さ：スライドバーでブラシの強さを調整できます．

❺ サイズ：スライドバーでブラシの大きさを調整できます．

❻ タイプ：ブラシの種類を選べます．

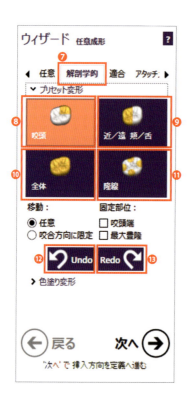

「解剖学的」は，表示された歯牙モデルの任意の場所を引っ張って変形させます．

❼ 解剖学的タブ：歯牙モデルを変形させる時に選択します．変形させたいところを左クリックでつかんで引っ張って変形させます．
❽ 咬頭：咬頭のみに変形が適用されます．
❾ 近／遠 頬／舌：近心のみ・遠心のみ，あるいは頬側のみ・舌側のみ変形させます．左クリックでつかんだ位置によって変形する場所が変わります．
❿ 全体：歯全体を動かす時に使用します．
⓫ 隆線：隆線の変形に使用します．
⓬，⓭ Undo Redo（アンドゥ・リドゥ）ボタン：直前の操作を取り消したり（Undo），取り消したことを取り消したり（Redo；元に戻す）するボタンです．

ワックスアップを行う時，読者の皆さんの多くは「咬合面→側面→咬合面彫刻→コンタクト調整」のように，自分なりの作業のルーティンがあると思います．CAD設計でも同じように手順を決めてルーティンワーク化することで操作の見落としも減り，良好で均一な結果を出すことができます．ここではそのルーティンの一例を紹介します．

任意形成のルーティンの一例

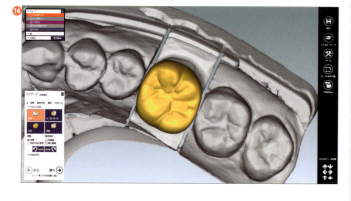

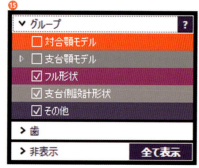

⓮ 配置が終わり，マージンをフィットさせただけの状態です．ここからまず「解剖学的」変形を使って，歯牙モデルを適切な形に変形します．
⓯ 対合歯が邪魔で操作しにくい時は「表示／非表示」ウィンドウの対合顎モデルの□（チェックボックス）をクリックしてチェックを外しておきましょう．
⓰ 干渉量の表示も適宜使いましょう．ただ，接触量を示すカラーが表示されると，歯牙の形がわかりにくくなるため，状況に合わせて表示／非表示を使い分けます．

Lesson13 任意形成をやってみよう！

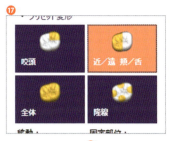

まず辺縁の高さを合わせます．「解剖学的」タブをクリック．

⑰「近／遠 頬／舌」ボタンをクリック．

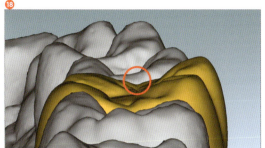

赤丸印の辺りを左クリックでつかんで……

⑱ 近心辺縁の高さが見える位置で，なるべく真横に近い位置にモデルを動かします．

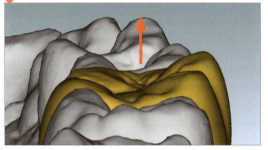

……隣の辺縁と高さをあわせます

⑲ 近心辺縁を左クリックでつかみ，高さを隣と合わせます．遠心も同様に高さを合わせます．

斜め上等の視点から行うと，思った方向に変形できません．できる限り真横，真上等，作業に適した視点にしましょう．

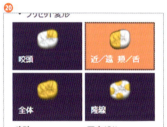

⑳ 咬合面からの視点にします．隣接面を変形させて合わせます．

㉑，㉒「近／遠 頬／舌」のまま，隣接部分を左クリックで持って，調整します．近心・遠心ともに調整します．

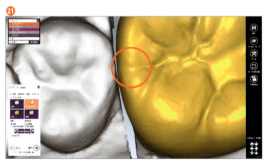

赤丸印の辺りを左クリックでつかんで……

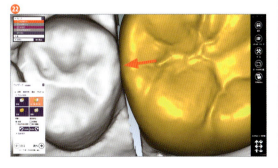

57

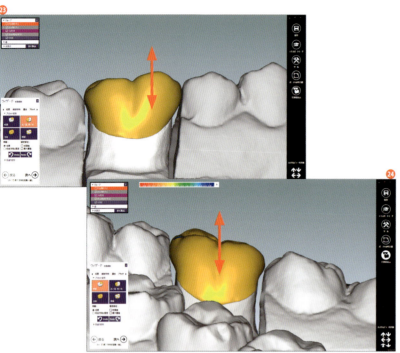

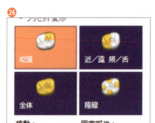

㉓,㉔ 頬側の真横からの視点にします.「咬頭」ボタンか「近/遠 頬/舌」ボタンをクリックして,咬頭を左クリックでつかみ,高さを合わせます.

㉕,㉖ 舌側からの視点にします.「咬頭」ボタンか「近/遠 頬/舌」ボタンをクリックして,咬頭を左クリックでつかみ,高さを合わせます.

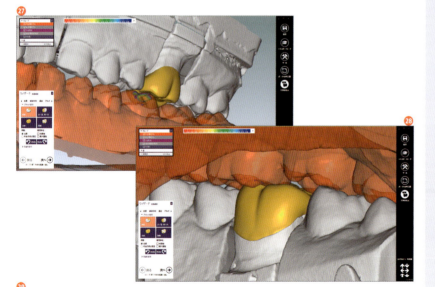

㉗,㉘ 対合歯を表示させて,正しい位置に嚙んでいるか確認します.

　これでほぼ形態の変形は終了です.この後は「任意」のブラシを使用して形態を整えていきます.

　操作の邪魔になるので「表示/非表示」ウィンドウの支台顎モデルのチェックを外して,支台顎,対合顎のモデルを非表示にしておきます(㉙).

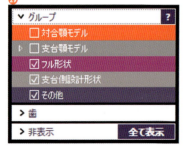

　「任意」のタブをクリック→「盛る/削る」をクリック.

Lesson13 **任意形成をやってみよう！**

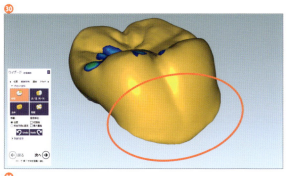
足りないので……

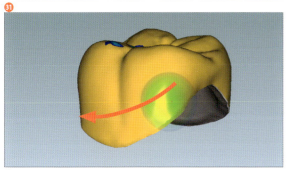
……「盛る／削る」の「盛る」で追加

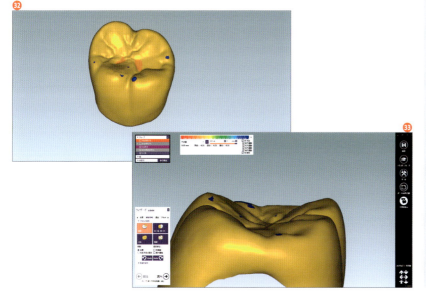

㉚「強さ」「サイズ」等を任意に設定する．

㉛ 足りないところ等に盛り上げます．

㉜「ぼかし／平坦化」をクリック．モデルの余分な部分や，面が荒れているところをぼかしたり，平坦化を使って調整します．

㉝ 完成！ コンタクト，対合歯への接触は多少多くても，この後の操作で調整できます．

「次へ」ボタンをクリックします．

……ルーティンの一例を4ページにわたって解説しましたので複雑な操作なのかと錯覚されるかもしれませんが，実際にはこのルーティン操作は，
辺縁の高さを合わせる→
咬頭の高さを合わせる→
ブラシで調整，のたった3工程のみです．

Tips

Altキーイッパツでモデルの表示／非表示を切り替えよう！

任意形成中に操作の邪魔になるモデルは非表示にしておきたいですが，隣在歯との関係や咬合関係等を確認したい時に，その都度モデルの表示／非表示の□（チェックボックス）を操作するのは面倒です．そんな時は操作中にAltキーを押してみましょう．すると，非表示になっているモデルが表示されます．Altキーから指を離せばまた非表示になります．また，Altキーと Shiftキーを押すことですべてのモデルが表示され，キーを離しても表示されたままになります．

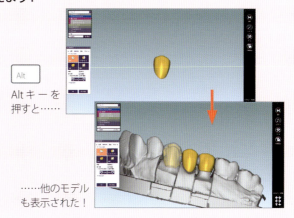

Altキーを押すと……

……他のモデルも表示された！

Lesson14 部位別変形の使い方を覚えよう！

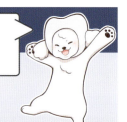

変形をもっと詳しく知りましょう！

ここでやること

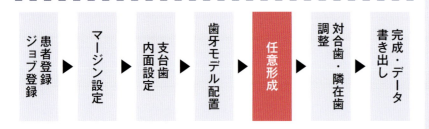

患者登録ジョブ登録 ▶ マージン設定 ▶ 支台歯内面設定 ▶ 歯牙モデル配置 ▶ **任意形成** ▶ 対合歯・隣在歯調整 ▶ 完成・データ書き出し

ひと通りルーティン作業をやってみたところで，なかなか思ったようにいかないことがあったかもしれません．この章ではさらに任意形成のタームを詳細に見ていきましょう．

まず部位別変形（プリセット変形）の使い方をマスターしましょう．以下，さまざまな変形の使い方を示します．

❶ 部位別の変形は，「咬頭」や「近／遠 頬／舌」等のボタンで，変形させたい部位を選び，任意の場所を左クリックでつかんで引っ張って使用します．

「咬頭」

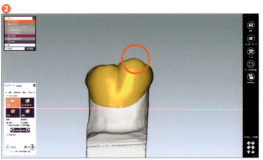

❷ 真横からの視点．丸印のあたりをつかんで……

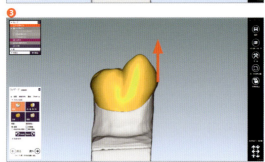

❸ ……引っ張って変形させます．

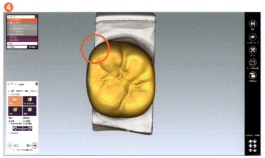

❹ 真上からの視点．丸印のあたりをつかんで……

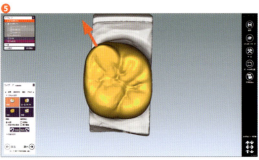

❺ ……引っ張って変形させます．

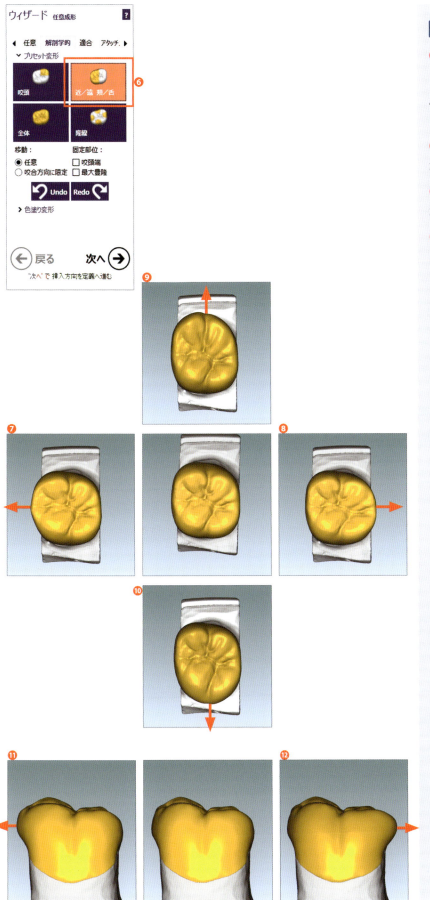

「近/遠 頰/舌」

❻「近/遠 頰/舌」では，左クリックでつかむ位置によって，近心が変形したり頰側が変形したりします．

❼，❽ 近遠心的につかんで引っ張った場合．

❾，❿ 頰舌的につかんで引っ張った場合．

⓫，⓬ 横方向からでも変形できます．

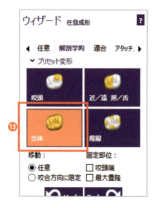

「全体」

⓭「全体」を選択.

⓮ 歯冠全体を左クリックでつかんで,変形・移動することができます.

⓯ 垂直方向への変形も可能です.配置の時と違って,マージンラインがフィットされているので,マージンラインより上が変形,移動します.

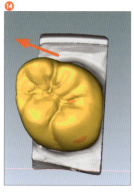
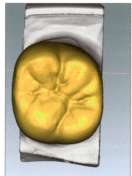
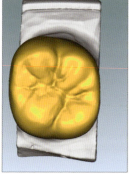
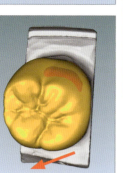
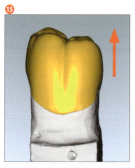

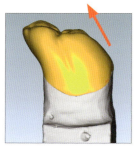
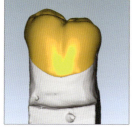
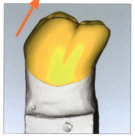

Lesson14 部位別変形の使い方を覚えよう！

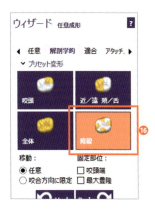

「隆線」

⑯「隆線」を選択．

⑰，⑱ 隆線部分の変形に使用します．変形度合い・範囲が他の変形に比べて小さく，狭くなっていますので，細かい調整向きです．任意の位置を左クリックでつかんで変形させます．

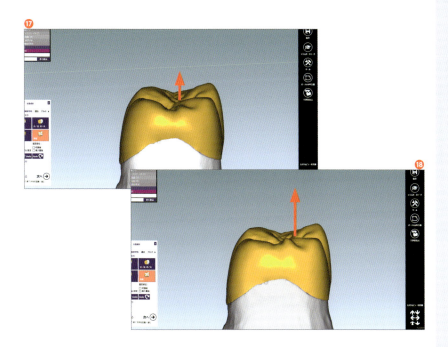

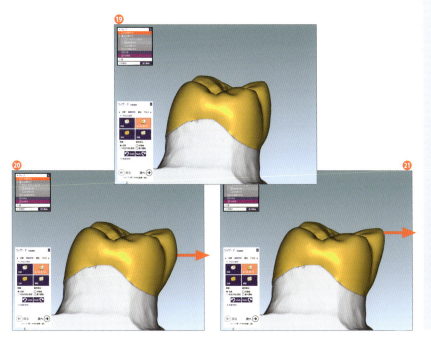

いずれの変形も，つかんで引っ張る位置で変形の仕方が変わります．いつも同じような場所を引っ張って変形させるのではなく，そのシチュエーションに合った場所で変形させてみましょう．

「近／遠 頬／舌」を選び，左クリックでつかんで変形させてみます．

⑲，⑳ 歯冠の上寄りをつかんだ場合．

㉑ 歯冠の中央あたりをつかんだ場合．

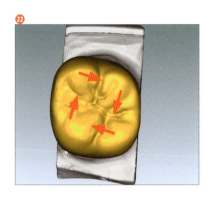
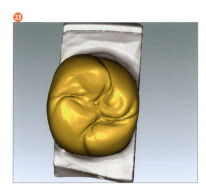

❷❷, ❷❸ 実際にはここまで変形させることはありませんが,「つかむ位置」を変えながら変形を何度も繰り返して行うと, かなりの度合いで変形ができます.

　一度引っ張って思った形にならなかったら, 何度も場所を変えて変形させてみましょう. どんな変形の時も, 引っ張る場所には最適な場所があります. いつも同じ場所をつかむのではなく, いろいろ試して最適な場所を探してみましょう.

色塗り変形

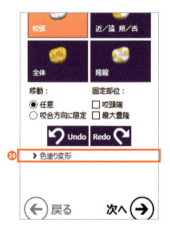
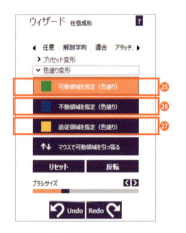

❷❹ 任意形成タブの「色塗り変形」をクリックすると, 色を塗り分けて特定の場所だけ変形させることができます.

❷❺ 可動領域を指定……このボタンをクリック後, モデル上に左クリックで色を塗ります. 塗ったところは変形させることができます.

❷❻ 不可動領域を指定……このボタンをクリック後, モデル上に左クリックで色を塗ります. 塗られたところは変形が適用されません.

❷❼ 追従領域を指定……このボタンをクリック後, モデル上に左クリックで色を塗ります. 変形する部分に追従して変形します.

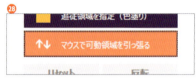
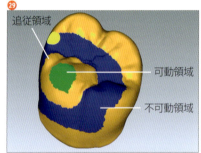

❷❽〜❸❶「マウスで可動領域を引っ張る」をクリックしてグリーンの部分を左クリックでつかんで引っ張り変形させます.

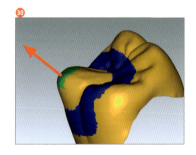
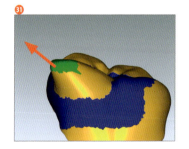
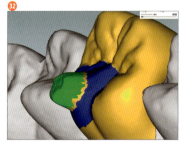

❸❷ 追従領域を設定しない場合, 面の変化が唐突になってしまいます.

Lesson15 任意形成ツールの使い方を覚えよう！

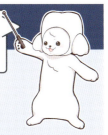

任意形成ツールを
使いこなしましょう！

ここでやること

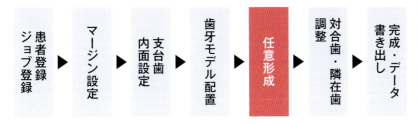

患者登録ジョブ登録 ▶ マージン設定 ▶ 支台歯内面設定 ▶ 歯牙モデル配置 ▶ **任意形成** ▶ 対合歯・隣在歯調整 ▶ 完成・データ書き出し

　いよいよ設計作業の最も楽しいところ，「任意形成」を行います．複数のブラシ形態，ブラシの強弱をうまく使って仕上げてみましょう．

　Lesson13でも触れていますが，ここではさらにブラシの使い方を掘り下げてみましょう．

　任意形成のツールの使い方をマスターしましょう．以下，様々なブラシの使い方を詳細に解説していきます．

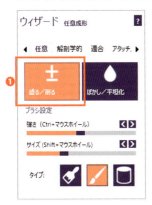
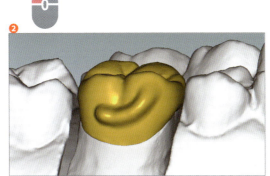

❶「盛る／削る」ボタンをクリックした後に左クリックします．左クリックしたまま動かすと連続して盛ることができます．
❷ 盛り上げ，盛り足しに使用します．

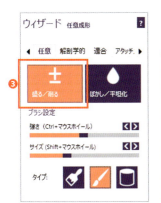
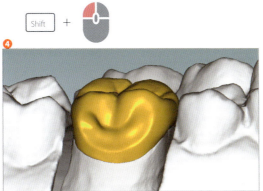

❸「盛る／削る」ボタンをクリックしたあとShiftキーを押しながら左クリック．左クリックしたまま動かすと連続して削れます．
❹ 削ったり，彫り込んだりできます．

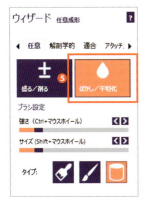
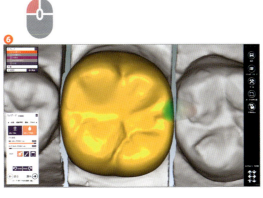

❺「ぼかし／平坦化」ボタンをクリックしたあと左クリックします．左クリックしたまま動かすと連続してぼかせます．
❻ ぼかしは凸凹したところを均ならします．高いところは低く，低いところは高くなります．

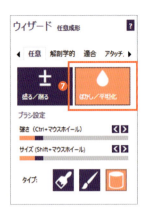
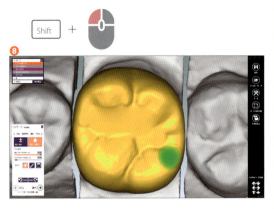

❼「ぼかし／平坦化」ボタンをクリックしたあとShiftキーを押しながら左クリックします．左クリックしたまま動かすと連続して平坦化できます．

❽「ぼかす」は高さを平均化しながら平らにしますが，平坦化は強くぼかしをかけて，強制的に平らにします．

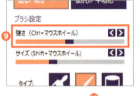
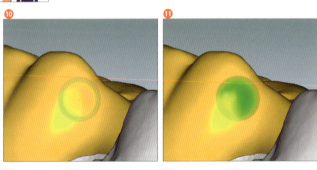

❾ スライドバーを左右に動かすとブラシの強さが変えられます．

❿，⓫ ブラシの強さに応じて，表示されるブラシも変化します．

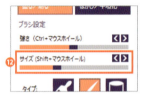
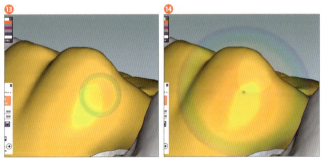

⓬〜⓮ スライドバーを左右に動かすとブラシの大きさが変えられます．表示されるブラシの大きさも変化します．

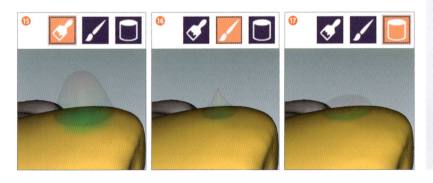

　3種類のブラシタイプをクリックすると，ブラシのタイプを選択できます．

⓯ 標準：断面がボール状のブラシ．
⓰ ナイフ：先端が尖った円錐状のブラシ．
⓱ 円筒：フラットエンドのブラシ．
　ブラシのタイプを変えるとブラシのカーソル形状も変化します．

　次頁から詳しく解説します．

Lesson15 任意形成ツールの使い方を覚えよう！

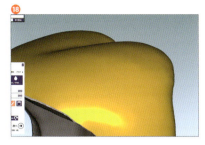

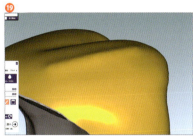

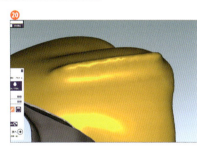

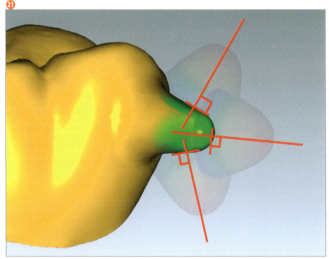

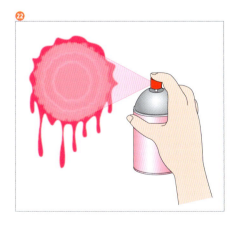

　盛る操作はブラシの滞在時間に比例して適用されるため（詳しくは後述），ゆっくり動かせば多く「盛る／削る」が適用され，素早く動かせば少なく適用されます．

　また，ブラシの強さは一定でも，マウスを動かすスピードによって盛る量をコントロールできます．つまり，少しだけ盛りたい時はサッと動かし，たくさん盛りたい時はぐぐぐぐっと，ゆっくり動かせばよいのです．

　ブラシは当たった面に対して，90°方向へ働きます．意図しない方向に盛られてしまったら，その表面は，連続したキレイな面ではないかもしれません．周囲を盛って連続面を作ってから盛るか，周囲をぼかしてから盛ってみましょう（⓲〜㉑）．

　ブラシは，ブラシが当たった場所に，ブラシの滞在時間に比例して適用されます．スプレー塗装で例えてみましょう．スプレー塗装の上手な人は，塗装中にスプレーを一箇所に止めません．スプレーは，噴射時間に比例してそこに乗る塗料の量が増えるため，止めると塗料が乗りすぎてタレてくるためです（㉒）．

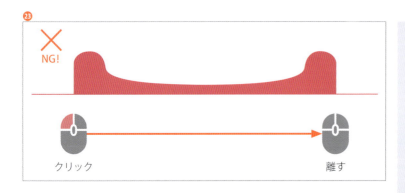

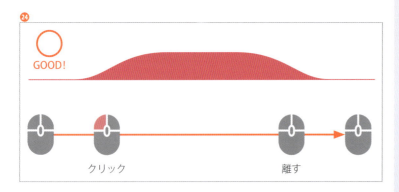

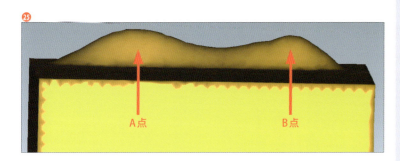

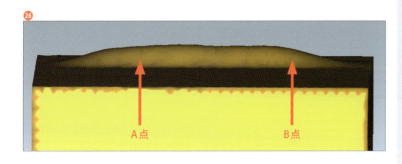

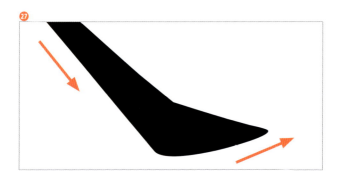

　塗装の上手な人はスプレーを持った手を動かし始めてからスプレーのボタンを押し，ボタンを離してからも手は動いています．これによって均一な塗装面になります．
　CAD設計ではスプレーと違ってタレてきませんが，マウスの使い方はスプレーをイメージするとよい結果になります（㉓，㉔）．
　ボタンを押してからマウスを動かすと，起始点と最後は必ずマウスの滞在時間が長くなり，デコボコした盛り上げになります（削り，ぼかしも同様です）．
　盛りたい場所，ぼかしたい場所の手前からマウスを動かし，動いている途中でマウスボタンを押して，動かしながらボタンを離します．これで，盛り始めから盛り終わりまで，スムースな面でつなぐことができます．
　㉕，㉖は実際のモデルに前記の2種類のブラシの使い方で盛った例です．図はA点からB点に標準ブラシで盛り上げをしたものです．㉕はA点からマウスボタンをクリックしてB点へマウス移動したもの．㉖はA点より手前からマウスを移動させ，移動中にA点でマウスボタンをクリックしてマウスを移動させたままB点でボタンから指を離したもの．㉕ではA点とB点はマウスの滞在時間が長いため，盛り付け量が増えていて，スムーズな盛り方になりません．マウスのクリックと滞在時間の違いで盛り方にこれだけ差が出ます．
　㉗スプレーの使い方でできないようでしたら，習字の「払い」や「抜き」のようなイメージでマウスを動かしてみましょう．

Lesson15 任意形成ツールの使い方を覚えよう！

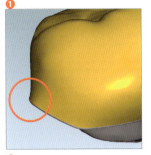
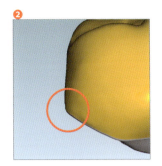
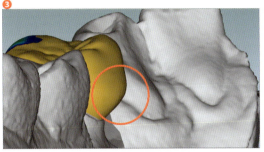
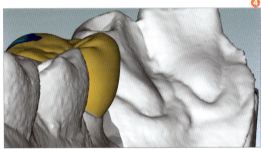
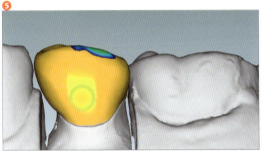
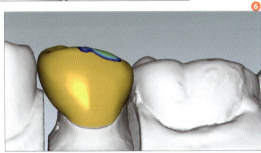
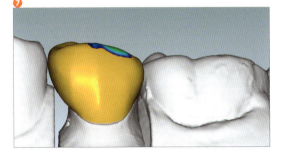

各種ブラシツールの使い方

まずは標準ブラシの使い方の例を示します．標準ブラシはその名の通り，標準的ないろいろな「盛り／削り」に使えます．標準ブラシのみでほとんどの歯冠形態を整えることができます．

使用例

❶ 隣接面のカントゥアが少し足りませんでしたので「標準・盛る」で盛り足しました．

❷ 盛った後は「ぼかし／平坦化」で，形態を整えます．

❸ 隣在歯とのカントゥアを確認すると，モデルのほうが膨らみが強くなっています．

❹ 正面から「標準・平坦化」で高さを落とします．

❺，❻ さらに「標準・平坦化」で，頬側面を整えます．ブラシのエッジを使って，頬側面隆線を作りながら，頬側面の近遠心部を整えられます．

❼ 頬側面の調整が終わりました．ぼかし／平坦化の時は，ブラシ中心に注意が向いていると，気づかないうちに他のディテールに触ってしまい大事なディテールが潰れてしまうことがあります．ブラシ周辺にも気を配りましょう．

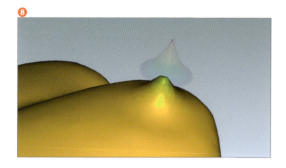

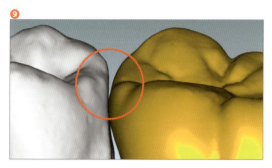

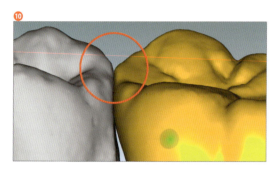

次にナイフツールの使い方の例です．ナイフは「溝を彫る」だけのツールではありません．実際には盛り上げにも活躍します．

❽ ナイフは「鋭角的な盛り上げ＝エッジのついた盛り上げ」ができます．盛り上げながら，このエッジをつなぐことで隆線等を作ることができます．

❾ 隣在歯と，立ち上がりのカーブがずれています．

❿ ナイフで盛っていき……，隣在歯とのバランスが取れました．

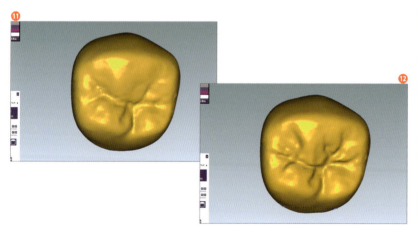

⓫，⓬ もちろん，咬合面の溝を掘り咬合面を修正することもできます．

⓭，⓮ また，頰・舌側面溝が埋まってしまっているモデル等に対して大きめのナイフを使って彫り込んで舌側面溝等を作ることもできます．

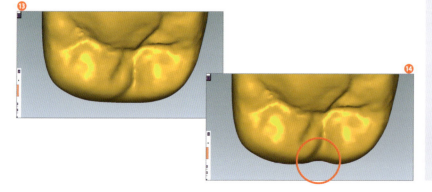

ブラシの強さはいろいろ試して自分に最適なところを見つけましょう．溝を深く掘った後は掘った周辺も「ナイフ／ぼかし」でなじませます．「唐突な面のつながり」をなくすと自然な形態になります．

Lesson15 任意形成ツールの使い方を覚えよう！

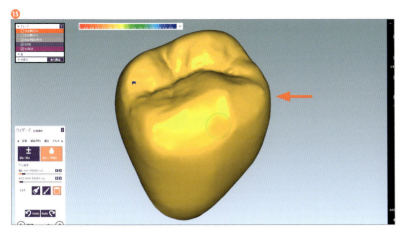

❶❺ 円筒ブラシの使い方の例です．フラットエンドを利用して，平坦な面を作ります．フラットなので，他のブラシに比べてさらにエッジが出やすくなります．

　これらのブラシを使い分けて遊んでみると……

❶❻ 恐竜の骨格（ヴェロキラプトル）

❶❼ 薔薇

❶❽ アリアス像

等，思い通りに造形できます（製作方法は，通常にクラウンを設計する流れで行い，任意形成で自由にモデリングするだけです）．

　まさに，エバンスやワックスインスツルメントがマウスに変わっただけで，「CAD/CAMだから，形が自由にならない」等ということはありません．

　また，ワックスと違って溶かす／固まる時間を要さないため，短時間で製作できます．また，こういった遊びの造形を「トレーニング」として行うことで「思い通りのデジタルカービング」ができるスキルが向上します．

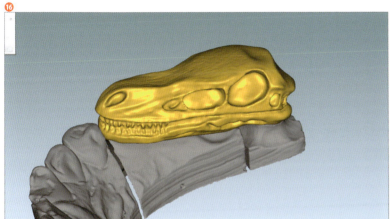

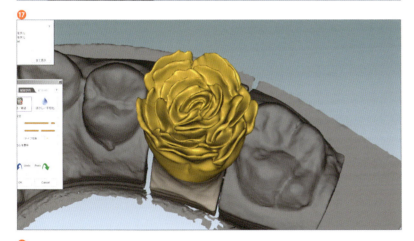

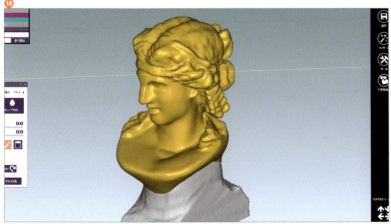

Column ⑤ うぬぼれちゃう前に，試しのトレーニング！

　さて，設計操作に慣れてきて，任意形成でブラシを使って盛ったり削ったり，シュッシュとマウスをすばやく動かしモデリング（❶）．「俺ってスゲー．思い通りに使えてるぜ！」って思っていませんか？　実はこの時期が一番「ヤバい」時期です．確かにexocadを使えばすぐにある程度の形になります．それだけ使いやすいソフトですから．でもここで満足してしまうと，あるいは自分はウマイと錯覚してしまうと，操作スキルはなかなかそれ以上には上達しません．

　果たしてその動かしているマウスは本当に自分がトレースしようとしている「線」なのでしょうか．インスツルメントでワックスを盛るように「確実」に任意の部分を触っているのでしょうか…？　結果的にクラウンとして形になっているので問題ないと言えば問題ないのですが，「結果としてできた形」と「意図して作った形」は全く意味合いが違います．そこでexocadの入力装置である「マウス」がどのくらい自分の意思通りに動いているか把握してみましょう．

　Windowsに通常インストールされている「ペイント」というソフトをいます（❷）．最新版のWindowsにはPaint3Dがインストールされているようですからそちらを使用しても構いません．今回はペイントを使用して解説しますがPaint3Dでも概ね同じです．「スタート」→「すべてのプログラム」→「アクセサリ」→「ペイント」を開きます．オブジェクト（今回は円）を選択し，適当に楕円を書きます（❸，❹）．

　この書かれた楕円をペンツールを使ってマウスでなぞって，線を書いてみます（❺）……思ったように描けたでしょうか？？　ゆっくり動かせばちゃんと線をトレースできます．ところが，早くマウスを動かすとなかなか上手くできません．いつもexocadで「盛る／削る」の操作をしているスピードでマウスを動かしてみてみましょう．驚くほどトレースできていないのに気づくはずです（❻）．

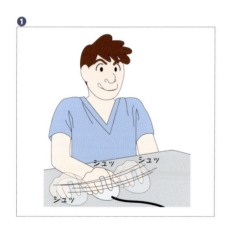

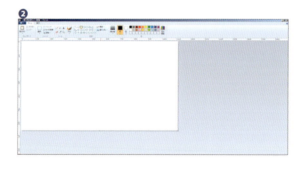

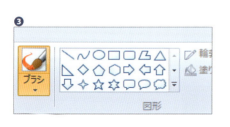

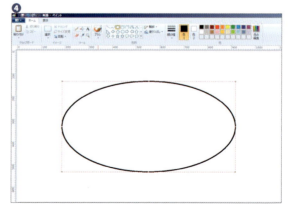

ということは，「俺ってスゲー」と思って使っていたexocadのマウス操作，実は自分で思っていた以上に，思っていた線を思うように描けていなかったということになります．つまり，この円弧を正確にトレースできた最大のスピードが，自分が正確にモデリングできるマウススピードのMAXということになります（❼～❾．実際，exocadのブラシは「点」ではないのでそこまで厳密ではないですが…）．

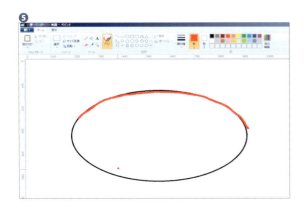
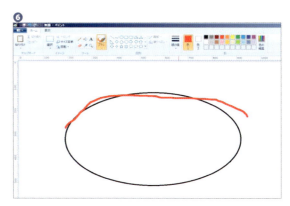

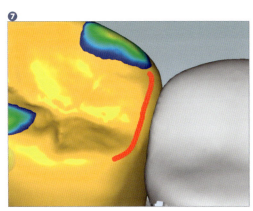

❼赤いラインを「正確に」「確実に」ナイフのブラシで描けるか？

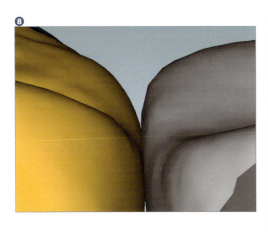
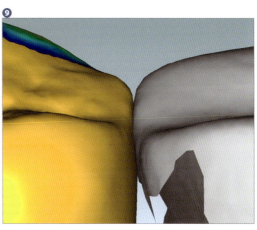

❽，❾このような操作の時，本当に「狙ったライン」にマウスポインタを当てることができているか，正確にマウスを操作できているか？？

Tips
知っているのか各ブラシの詳細スペック!?

任意形成に慣れてきたら，さらに使いこなせるように各ブラシの詳細なスペックを知っておくと，任意形成中に大きさ等を想像するのに役立ちます．例えば，「この溝の幅はミリングマシンで再現できるか？」等，寸法を頭に置いた設計ができます．まずはおさらいも含めて，ブラシの解説です．任意形成のブラシは3種類の形態があります．

アイコンをクリックして選択すると，そのブラシが適用されます．ブラシの形と強さを画面上で視覚化して表示されます．

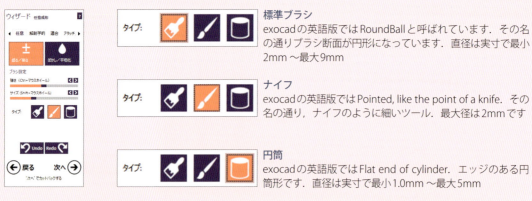

標準ブラシ
exocadの英語版ではRoundBallと呼ばれています．その名の通りブラシ断面が円形になっています．直径は実寸で最小2mm〜最大9mm

ナイフ
exocadの英語版ではPointed, like the point of a knife．その名の通り，ナイフのように細いツール．最大径は2mmです

円筒
exocadの英語版ではFlat end of cylinder．エッジのある円筒形です．直径は実寸で最小1.0mm〜最大5mm

以下の図は，1辺が1cmの直方体上でブラシの大きさがわかるように示したものです．

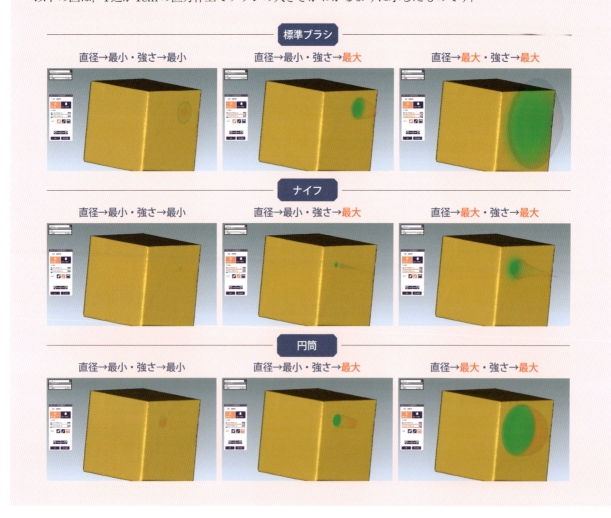

左から，標準・ナイフ・円筒で盛った時の盛られ方の違いです．標準はブラシ周囲に「ボケ足」がある半球状，ナイフは円錐状，円筒はブラシ周囲にボケ足がないシャープなエッジの円筒形です．

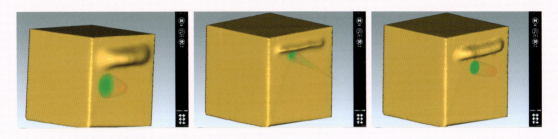

次に削り方の違いです．並び順は盛り方と一緒です．特に標準と円筒の違いがわかりやすく見えます．標準は掘ったところと掘っていないところの境界が移行的になっているのに対して，円筒は境界がシャープに出ています．また彫り込んだ底面の状態も標準は丸くなっているのに対して，円筒は底面がフラットになっています．

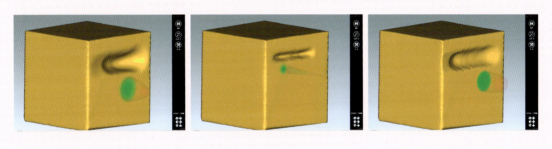

Tips
またしても私の前に立ちはだかるか，ショートカットキー！

　ブラシの大きさ，強さの変更は通常，マウスポインタでスライドバーを操作しますが，ショートカットを使うことで便利に使えます．

　任意成形時に……「Ctrlキー＋ホイール回転」で強さの変更，「Shiftキー＋ホイール回転」でサイズの変更です．視線をモデルから外さずに強さやサイズを変更できるので，集中力を削がれることなく作業できます．

　また，それぞれのスライドバーの上にマウスポインタを置いてホイール回転でサイズ／強さの変更，Shiftキーを押しながらホイール回転でサイズ／強さの大幅な変更ができます．

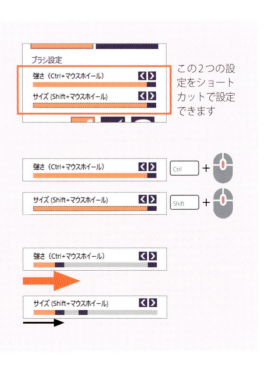

さて，「CADソフトウェア（以下，便宜的にCADと表記します）で作るより，ワックスを盛ったほうが良い形になる」と言う方がいます．それは単純に，その方にとってはCADを取り扱うスキルよりも，ワックス操作のスキルのほうが上回っているだけであって，すなわちCADを使いこなしていないと告白するのに等しいことです（念のため言っておきますが，CADと手のワックス操作，どちらが優れているかというお話ではありません）．
　歯のマスターモデルを変形させるスキルと任意成形のスキル．それぞれ大事ですが，任意成形を自由に使いこなすことができれば大変心強いことになります．今回はマスターモデルを使用せずに，任意成形のみを使用して上顎右側第一大臼歯を設計する工程を紹介したいと思います．

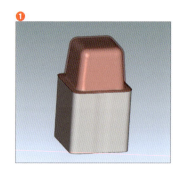

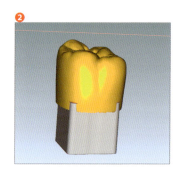

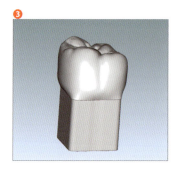

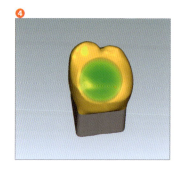

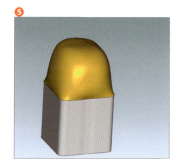

　支台歯を1本用意し，スキャンしておきます．あるいは過去に使用した支台歯のデータを準備しておいても良いです．DentalDBでクラウンを1本だけ指定したら，CADボタンでCAD操作に移ります．
　ウィザード通り進んだ後，クラウンモデルを配置．支台歯にフィットさせてから「ブラシをぼかす／最大／最強」にして歯牙モデルのディテールを潰してしまいます（❶〜❺）．
　これで準備完了．ここから上顎右側第一大臼歯を作っていきましょう．
　実際のワックスアップやカービングでも，それぞれ自分なりのルーティンがあると思います．ここでの手順は筆者なりのやり方ですので，手順は読者の皆さんがご自分のやりやすいように進めてください．
　まず概形を盛り上げていきます．標準ブラシを最強にしてモリモリ盛ります．
　サイズは適宜調整しますが，筆者はPKTインスツルメントの最も太いものでワックスを盛るくらいのイメージで設定しています．

Lesson15 任意形成ツールの使い方を覚えよう！

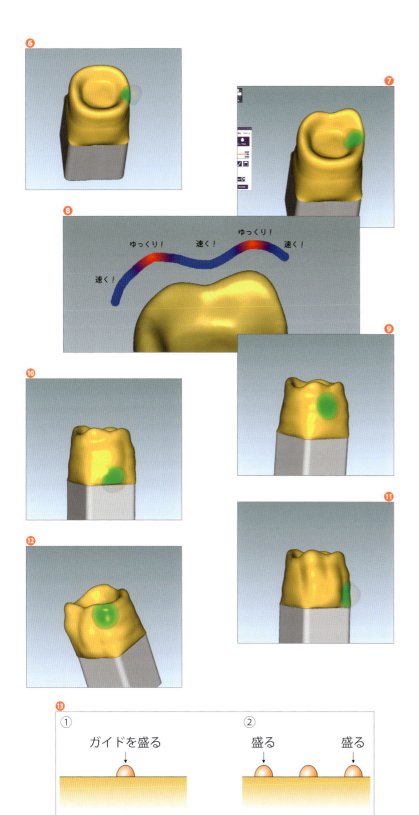

咬合面の形（いわゆるフィッシュマウス）を作ります（❻，❼）．

盛ったドーナツ状の部分を何周かなぞりながら高さを作っていきます．

マウスを均一な速度で動かすのではなく，高くしたい箇所はゆっくり，あまり盛りたくない箇所は速く動かします（❽）．

マウスの滞在時間に比例して盛り上げ量が増えます．このような連続面は，ポチポチとマウスボタンをクリックしているとキレイな曲面を作ることができません．マウスの軌跡とスピードで平面的な形と立体的な高さを作ります．

次に軸面の盛りに移ります．若干ブラシを大きくします（❾，❿）．ブラシの断面形状での円弧を大きく使いたいためです．

カントゥアの最大豊隆ラインをガイドとして盛り上げます．盛ったガイドに合わせて他の部分も盛り上げます（⓫，⓬）．

歯の形成時のガイドグルーブと本形成の凹凸を逆にしたイメージの盛り方です（⓭）．

77

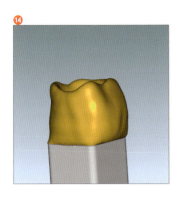

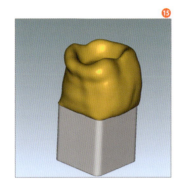

両隣接部分もガイドを盛り上げ，それに合わせて他の部分も盛り付けます．ブラシはさらに少し大きくし，ガイドに向けて他の部分を補完します（⓮〜㉒）．

小さいままのブラシでも良いのですが，小さいブラシだと凸凹になりやすいため大きめのブラシにしています．それでも凸凹するので，適宜ぼかしをかけて面を整えながら進みます．

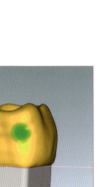

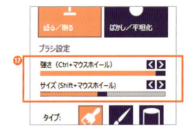

「盛る／削る」のブラシは，盛る／削る面の形状に大きく影響されます．実際には盛るというより，「元の形状の高さを増す」という表現のほうが近く，元の形状を拾って盛っていくため，実物のワックス等で盛る時とは感覚が違います（⓲）．そのため，時々ベースとなる部分をぼかしてなだらかにしておきます．

だんだん形が整ってきました．

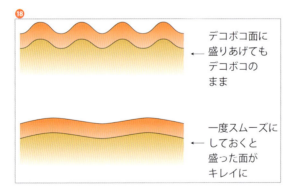

デコボコ面に盛りあげてもデコボコのまま

一度スムーズにしておくと盛った面がキレイに

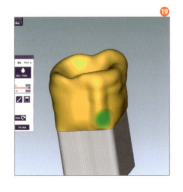

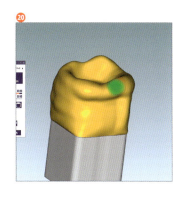

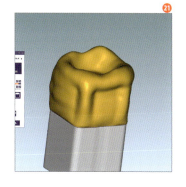

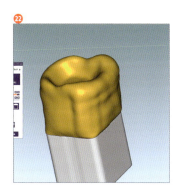

咬合面に手を付けたいところですが，外形をもう少し整えます．ここでは「盛る／ぼかし」を両方使っています．平坦化も適宜使います．サイズも適したサイズを随時選択します（㉓〜㉖）．

後で形態を整えることはできますが，外形を完成形に近づけておくと最後に細かい調整で完成させるより楽にできます．

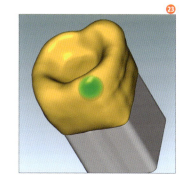

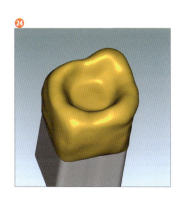

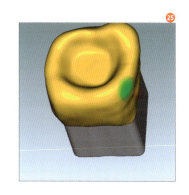

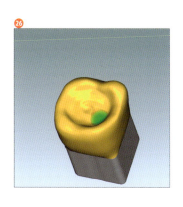

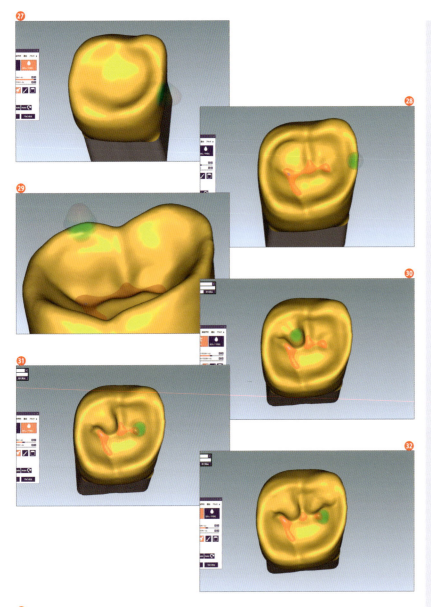

　ほぼ外形はできました．咬合面に手を加えていきます．

❷❼ フィッシュマウス状に盛った時，咬合面中心が凹んだままなので埋めながらぼかして均一な面にしておきます．

❷❽ 咬合面のアタリを大まかにつけておきます．

❷❾ 咬合面の各隆線を盛ります．ブラシはナイフを選択．強さは真ん中くらい．大きさは隆線に合わせて選択します．

❸⓿〜❸❷ 遠心舌側溝のような構造の溝は，ナイフでまず稜線を作っておいてその後で谷を埋めます．平面を作った後に溝を掘ると不自然になってしまうためです．「山」を2つ作れば同時に「谷」ができるのでそれを利用しましょう（❸❸）．

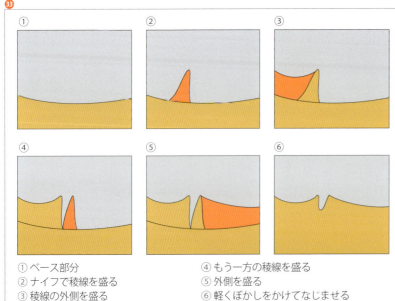

① ベース部分
② ナイフで稜線を盛る
③ 稜線の外側を盛る
④ もう一方の稜線を盛る
⑤ 外側を盛る
⑥ 軽くぼかしをかけてなじませる

Lesson15 任意形成ツールの使い方を覚えよう！

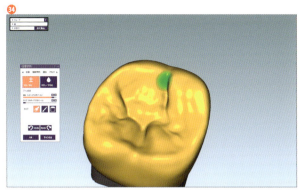

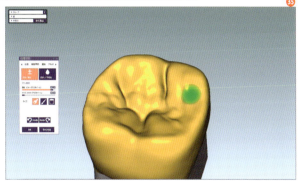

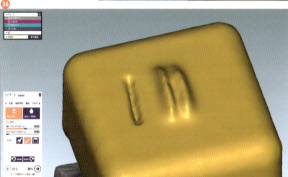

左：溝だけ掘ったもの
右：稜線を作って溝を作ったもの

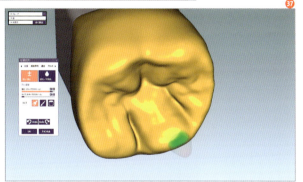

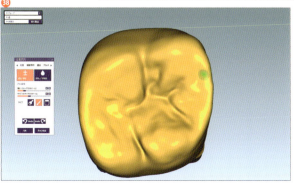

　ここまで，「溝」を掘っていません．ナイフのブラシで溝を掘ると，線を引いたように不自然になるからです．これはワックスアップの時も同じですね．
　ここまでナイフのブラシを最小径では使用しませんでしたが，最後に溝を仕上げていきます（34〜38）．

　「掘る」と溝は平面に対し唐突に始まります．その不自然さを避けるため，溝のフチを盛る，あるいはぼかす等を適用すると唐突な面の変化がなくなり自然な彫刻になります．

　溝を引くスピードも変化させながら彫り込みます．何度も述べていますが，マウスの滞在時間に比例してブラシは作用します．ゆっくり引けば深くなり，早く引けば浅く溝を掘ることができます．
　均一なスピードで溝を引くと，ただ「線を描いただけ」になりカッコわるい溝になってしまいます．

81

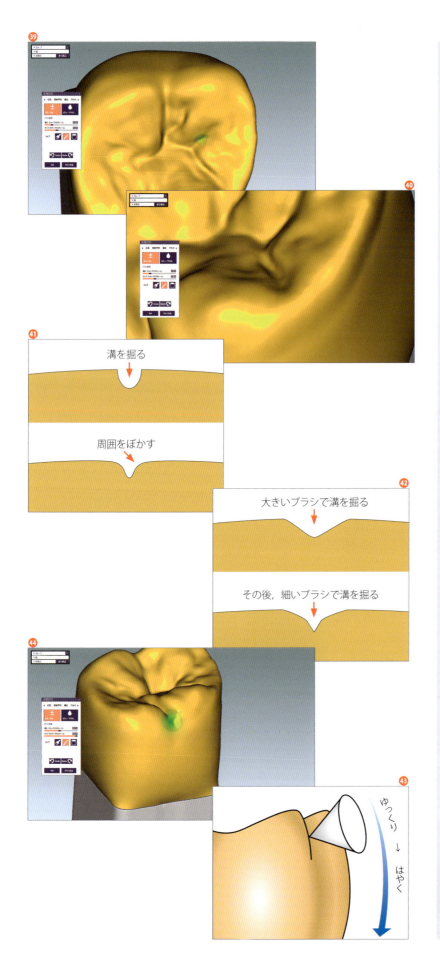

また,「溝」だからといって最小径のナイフだけで細い線を引いても画一的なものになってしまいます.太いナイフの後に細いナイフでなぞる等,溝にも変化をつけます(㊴～㊷).ものすごく細かく作り込んでも良いですが,ミリングマシンの表現力等と相談してどこまでいくか決めましょう.

頬側や舌側の溝をつけていきます.ナイフのブラシを最大径にして彫り込みます.咬合面付近はゆっくりマウスを動かし,マージンに向かってスッと抜くように動かします.これで咬合面寄りは深く,マージンに向かうのに従って浅くなる溝を引くことができます(㊸).

引いた溝の左右をぼかしのブラシで馴らします.溝の端が馴染んで自然に面がつながります(㊹).後は気になるところがあれば調整して完成です.

Column ⑥　CAD操作だって流した汗は裏切らない！

　歯科技工士として活躍されている読者の皆さんは，学生時代に石膏カービングをそれこそ飽きるほどやってきていると思います．資格取得後も自主トレーニングといえば石膏やワックスをカービング．しかし，歯科用CAD/CAMシステムを導入された方で，その「トレーニング」をCADで実践しているといったことはあまり耳にしません（トレーニングしている方がいたら申し訳ありません）．

　メーカーさんからの納品時に「操作手順」の説明はありますが，これは絵に例えると，画材を納品した時に筆の説明はしても絵の書き方は教えてくれないようなもの．石膏カービングは歯の形態を覚えることが主目的です．しかし見過ごされがちですがもう一つの大きな役割があります．それは「道具」の使い方を覚えることです．

　どのくらいの力でエバンスを石膏に押し付けたらどのような削られ方をするか，どのような角度が最適か，ワックスカービングであればインスツルメントのどこをバーナーの炎に翳せば熱はどちらへ伝わるか……．これらを「考えながら」経験することで，道具の使い方のスキルが上がっていき，結果として「思い通り」に造形できるようになります．先ほどの絵で例えれば，筆の使い方ということでしょう（❶）．

　エバンスやワックスインスツルメントと同じく，CADソフトもそのインターフェイスであるマウスも「道具」です．それも既存のものと異なる，全く新しい概念の．過去から石膏カービングをしてきたように，CADソフトも同様に，使い方のトレーニングすべきであると筆者は思います．

　しかし，「必要に迫られて歯科用CAD/CAMシステムを導入し，忙しい臨床作業の中でいきなり実戦投入」といった事例が多いため，歯の形はわかっていても，道具の使い方に習熟していないので思った形にならない．その結果，「CADだから融通がきかない」「CADだから思ったようにカタチにならない」「CADだから仕方がない」と口にするようになります．「そんなことを知り合いの歯科技工士さんが言ってるけどホント？」と，筆者は歯科医師から聞かれたことがあります．

　ことexocadに限っては，そのようなことはありえません．任意形成で，どんなこともできるのです．どんなカタチでも可能なのです．インスツルメントがマウスに変わっただけであり，表現のポテンシャルは操作するオペレータの「道具」に対する習熟度に依存します．手でカービングするのと一緒のことです．つまり，使いこなせていないことを道具のせいにしているわけです．

　筆者がかつて歯科の販売会社に在籍していた時，あるセミナーの講師の方から言われました．「プロと名のつく職業，例えばプロゴルファーってさ，ゴルフが好きで好きでたまらないオジサンの何倍練習でボール打ってると思う？？ そうやって『プロ』を維持するんだよ」．

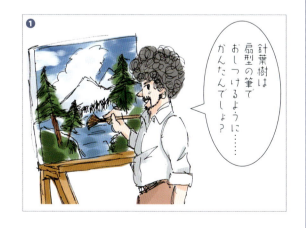

　なるほど，その通りだなと思いました．私たちもプロの歯科技工士．歯の彫刻が好きな素人（そんな人いるのか？）よりも何倍も練習して「プロ」を維持しなくては．すべてOJT（On-the-Job Training）でトレーニングするのではなく，石膏をカービングしまくったあの頃のように，任意形成に没頭してトレーニングしてみてはいかがでしょう．

Lesson16 対合歯／隣在歯への接触状態をコントロールしよう！

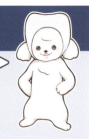

いよいよ設計も終盤．
接触状態を
コントロールしよう！

ここでやること

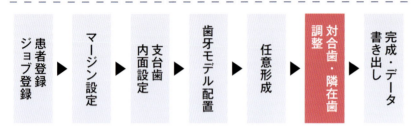

患者登録・ジョブ登録 ▶ マージン設定 ▶ 支台歯内面設定 ▶ 歯牙モデル配置 ▶ 任意形成 ▶ **対合歯・隣在歯調整** ▶ 完成・データ書き出し

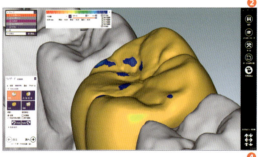

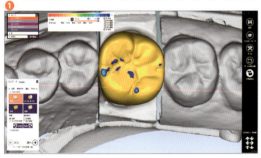

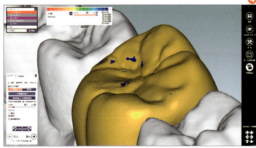

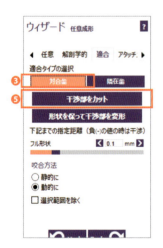

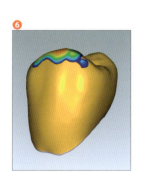 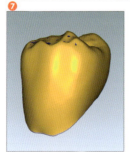

ほぼ任意形成を終えました．❶のような状態になっており，対合歯への接触状態は咬合面にカラースケールでマークされています．

カラースケールの色が付いている箇所は，対合歯あるいは隣在歯に接触している部分です（❷）．（選択されていなかったら）ウィザードウィンドウの対合歯タブをクリックします（❸）．

「対合歯との距離」のスライドバーをつかんで動かすか，数値を直接入力してEnterキーを押します（❹）．ここでは0を入力します（対合歯とはゼロ距離で接するということです）．

「干渉部をカット」をクリックすると，干渉部分がカットされました（❺〜❼）．

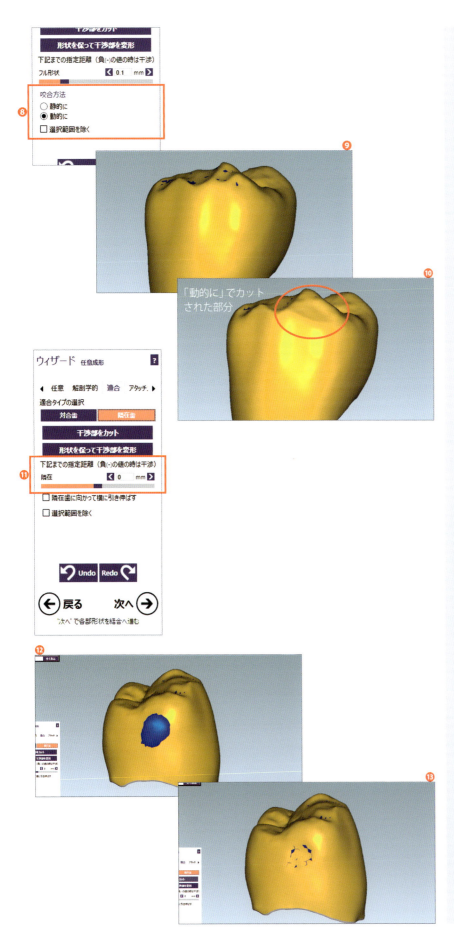

　咬合器シミュレーション（オプション）を行っていると対合歯タブの中に「○静的に」「○動的に」のボタンが出てきます（❽）．「動的に」を選択すると，咬合運動時の接触もカットできます．

　「動的に」をクリックしてから「干渉部をカット」をクリックします．「動的に」を使用すると，中心咬合位時の接触だけでなく，側方運動時の接触もカットオフしてくれます．ファセットを作りたい時にも便利です．

　❾は「静的」でカットしたもの，❿は「動的」でカットしたものです．カットの違いがよくわかります．

　次は隣在歯タブをクリック．ここでは0mmでカットします（⓫）．症例やアタリの目安としたい場合は任意の数字を入力してカットします．「干渉部分をカット」をクリックすると，干渉部分がカットされました（⓬，⓭）．

　「次へ」をクリックします．

　場合によっては対合歯でカットしてからさらに任意形成で形態を整えることもあります．適宜使い分けましょう．

Tips
入力値はお前が打て

「対合歯／隣在歯に適合する」で入力する数値について説明します．この数値は対合歯／隣在歯ともに，負の数値から正の数値まで入力できます．入力する数値の最大値・最小値は，対合歯で−0.5～0.5，隣在歯で−1～1です．数値が正の数値で入力された場合は対合歯／隣在歯から「離れる」ことになり，逆に負の数値で入力された場合は対合歯／隣在歯に「食い込む」ことになります．いずれの場合も直線的にカットするわけではなく，対合歯／隣在歯の形状をトレースしながらカットします．

❶はマイナス値でカットした場合，❷はゼロ値でカットした場合，❸はプラス値でカットした場合の模式図です．図の赤いラインでカットされます．

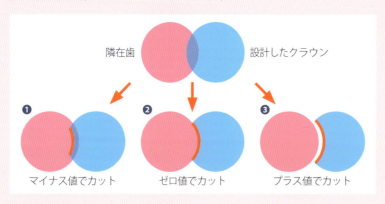
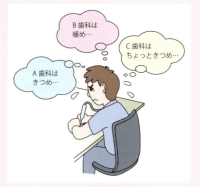

「形状を保って干渉部を変形」をクリックすると，カットと同様に接触部の距離を調整しますが（⓮），周辺の形態を変形させます．形態を変形させたくない時は「干渉部をカット」を使いましょう．

⓯は0mmで「干渉をカット」した場合，⓰は0mmで「形状を保って干渉部を変形」した場合です．丸印部分が変形して形状を合わせています．

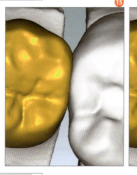
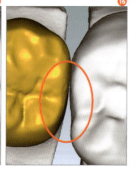

「隣在歯に向かって横に引き伸ばす」にチェックを入れて（⓱），干渉部をカット，あるいは形状を保って干渉部を変形をクリックすると，隣在歯まで指定した距離分を引き伸ばして変形します（⓲，⓳）．

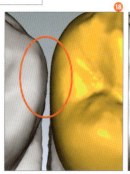
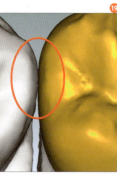

Lesson17 ブリッジの設計とカットバックをやってみよう！

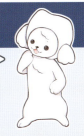

ブリッジやカットバックも
やってみましょう

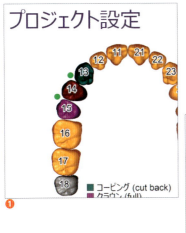

❶ ❷ ❸

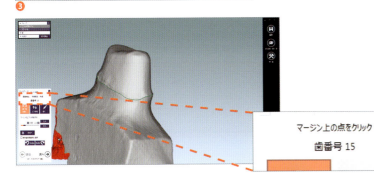

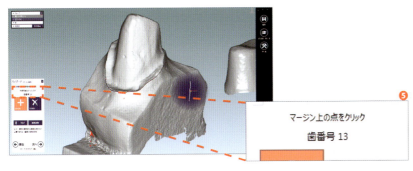

❹ ❺

　単冠の設計は保存して終了するのみとなりました．一旦流れから外れてカットバック機能を使用した前装ブリッジの設計をやってみましょう．患者情報は基本的に単冠の時と同じです．

　DentalDBでの設定時，ポンティックになる部位を「ポンティック」で指定します．カットバックする歯牙には「コーピング（cut back）」を指定しましょう．ポンティックでカットバックする場合は「ポンティック（cut back）」を指定します．指定した隣接する歯同士が修復歯だと，DentalDBの歯式上にグレーの○か，グリーンの○が現れます（❶～❸）．グレーは「連結しない」，グリーンは「連結する」の指定です．

　ここでもブリッジ用の模型のスキャンは終わっているものとします．CADボタンをクリックして設計を始めます．

マージン設定

　単冠の時と同じように，マージン付近をクリックしてマージンラインを設定します．ブリッジなので，複数本設定していきます．

　複数本の支台が同時に表示されていたら，ウィザードウィンドウに表示されている歯番号の歯にマージンを設定します（❹，❺）．

87

Tips
マージンライン設定時は連携しているスキャナの設定に注意して！

　ブリッジの場合，マージンラインを設定する時，連携しているスキャナによっては注意が必要になります．スキャナが読み込んだ支台歯の歯番を認識している場合は，支台歯が順番に表示されるのでその順にマージン設定していけば良いのですが，スキャナが読み込んだ支台歯の歯番情報をexocadへ渡す仕様になっていない場合，支台歯モデルが一度にすべて表示されてしまいます．このような時は，ウィザードで聞かれた歯のマージンをクリックしましょう．これを間違えると，歯のモデルは本来の位置に配置されません．この操作を行うことによって，「この歯は○番だよ」とexocadに教えてあげることになります．

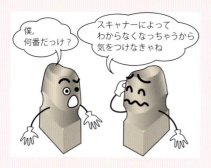

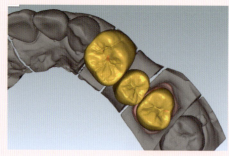

歯牙の番号を間違えて
設定してしまった例

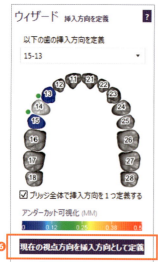

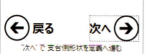

　挿入方向の確認をします（単冠の時も表示されることがあります）．exocadが自動に挿入方向（アンダーカットのない方向）を認識して表示をしてくれますが，操作者の意図と違う場合は視点を変え，「視点の挿入方向を挿入方向として定義」をクリックします（❻）．

❼はアンダーカットのない挿入方向，❽はアンダーカットがある挿入方向．アンダーカット部が赤く表示されています．

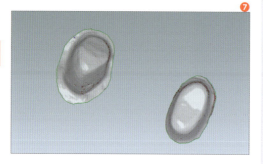

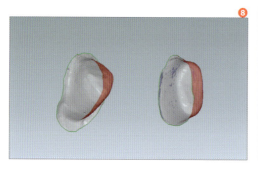

Lesson17 ブリッジの設計とカットバックをやってみよう！

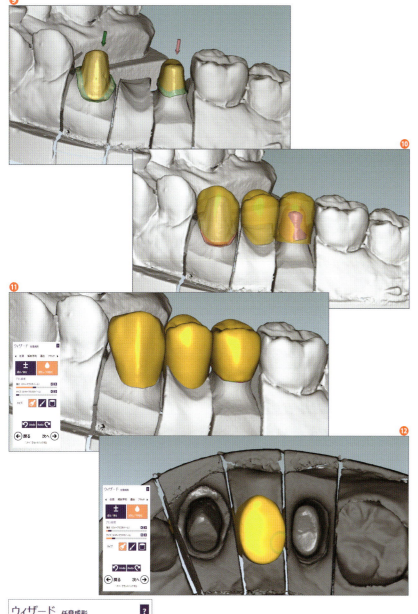

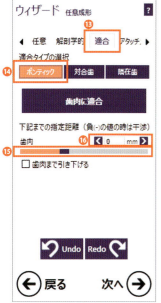

　複数歯のマージンを設定して「次へ」をクリックすると歯牙モデルは自動的に配置されます（❾）．配置修正をして，任意形成に移りましょう．

　歯牙モデル配置が終わり，歯牙モデルを支台歯に適合させる操作を行うと❿のようになります．ポンティック粘膜面は，この操作を行っても粘膜には適合せず粘膜面を貫通するか，粘膜に届いていません（⓫）．⓬では貫通しています．

　任意形成の「適合」タブをクリックすると（⓭），ポンティック・対合歯・隣在歯の距離を調整するモードになります．「ポンティック」をクリックし（⓮），スライドバーをつかんで左右に動かすことで歯肉との距離を設定するか（⓯），直接数値を入力して設定します（⓰）．

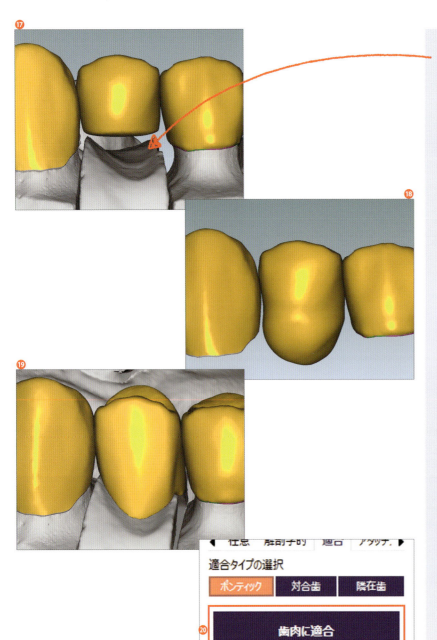

ポンティックの歯牙モデルが歯肉に接していない時（⑰）は「歯肉まで引き下げる」にチェックを入れ,「歯肉に適合」を左クリック.チェックを入れない場合は,粘膜面に接するまでポンティック底面を盛り上げておきます（⑱）.歯牙モデルが粘膜を貫通している場合（⑲）は,チェックを入れなくても構いません.

「歯肉に適合」ボタンをクリック（⑳）.

歯肉の形状のとおりにポンティック基底面がカットされました.㉑は歯肉との距離が0mmの場合です.

この粘膜との距離をマイナス値に設定すると,粘膜に食い込む形でカットすることもできます.プラス値に設定すると,その数値分粘膜より離れます.

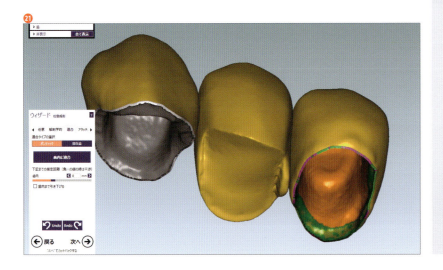

Lesson17 ブリッジの設計とカットバックをやってみよう！

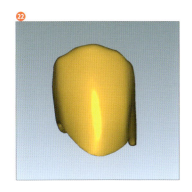

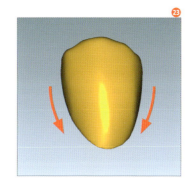

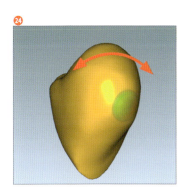

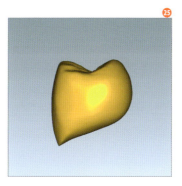

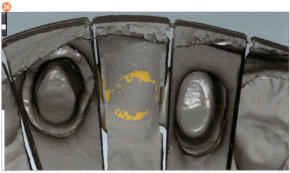

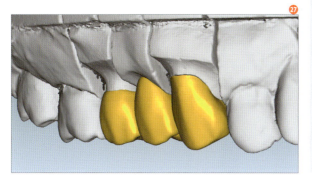

この後は，任意形成でポンティック基底部周辺（今回はリッジラップ）を形成していきます．

粘膜に合わせただけの状態（㉒）．

「ぼかし／平坦化」等で近遠心をならす（㉓）．

舌側面をならす（㉔）．

最後に，粘膜面に「盛る／削る」で少し盛り足し……（㉕）

もう一度，歯肉に適合させます（㉖）．「歯肉まで引き下げる」のチェックは外しておきましょう．

ポンティックの完成！（㉗）．

隣在歯や対合歯に対して調整をしておきます．

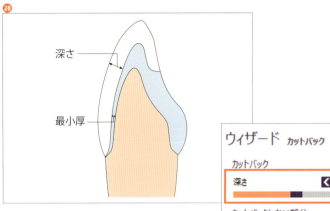

次はカットバックです．カットバッククラウンのCAD設計の利点は，外形から正確に逆算したカットバックができる点です（㉘）．これにより，築盛する陶材等を均一な厚みにすることができるので，強度のある補綴物を製作できます．では，先ほどのブリッジの3番をカットバックしてみましょう．

カットバック

㉙はカットバックのウィザードウィンドウです．深さの設定（㉚）は作成したモデル表面からの距離です．選択した部分を除くにチェックを入れないと（㉛），モデルのすべての面が指定した数値でカットバックされます．

「選択した部分を除く」に左クリックでチェックを入れます（㉜）．すると，クラウンモデルに青いマーカーで色が塗れるようになります．カットバックしたくない部分をマーカーで青く塗ります．

カットバックしない部分を指定するブラシはブラシサイズのスライダを左クリックで変更するか，Shiftキーを押しながらマウスホイールを回転させると大きさを変えることができます（㉝，㉞）．

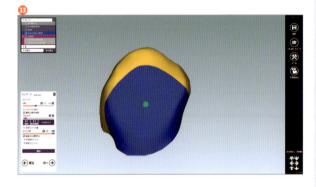

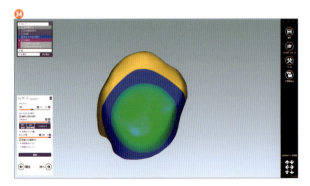

Lesson17 ブリッジの設計とカットバックをやってみよう！

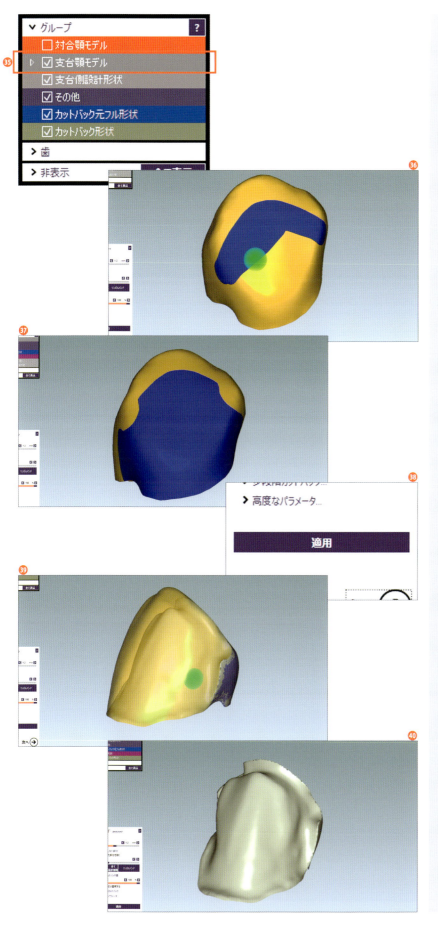

塗る際に支台歯側の模型が邪魔になる時は，支台顎モデルのチェックを外して非表示にしましょう（㉟）．

カットバック形状の左にある「▷」をクリックし，開いたリストから，非表示にしたい歯を選んでチェックを外します．

カットバックしないところを塗り終わった状態（㊱，㊲）．「適用」をクリックしてカットバックします（㊳）．

カットバック状態を確認したい時に見えなかったら（㊴），「カットバック元フル形状」のチェックを外してみます．

カットバックされたもの（㊵）．「次へ」をクリックするともう一度，任意形成のウィザードになり，カットバック面を任意形成することができます．表面をならす等必要がある時はブラシを使って任意形成しましょう．

任意形成が終わったら「次へ」をクリックします．

93

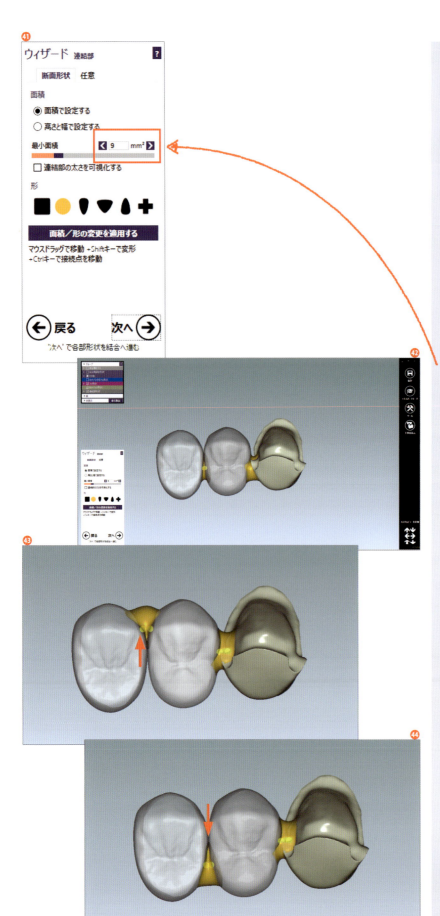

ポンティック，カットバックができたので連結してみましょう．ウィザードに沿って進むと連結部のウィザードが表示されます（㊶）．

連結部を生成（作成）するには，基本的には2つ方法があります．断面形状で自動設定する方法と，任意の形態に手動で設定する方法です．今回は自動設定を使ってみましょう．

すでに連結部のデフォルト形状が表示されています（㊷）．「〇面積で設定する」をクリックして●をつけます．最小面積のスライドバーを左クリックでつかんで動かすか，数値を入力します．

断面の形を選択．

「面積／形の変更を適用する」をクリックすると，形状が変更されます（㊸）．自動で作られた形態が希望するものと異なっていた場合は，連結部を左クリックでつかんで動かしてみましょう．移動させた場所に合わせて，自動的に連結部が再度作成されます（㊹）．

Lesson17 ブリッジの設計とカットバックをやってみよう！

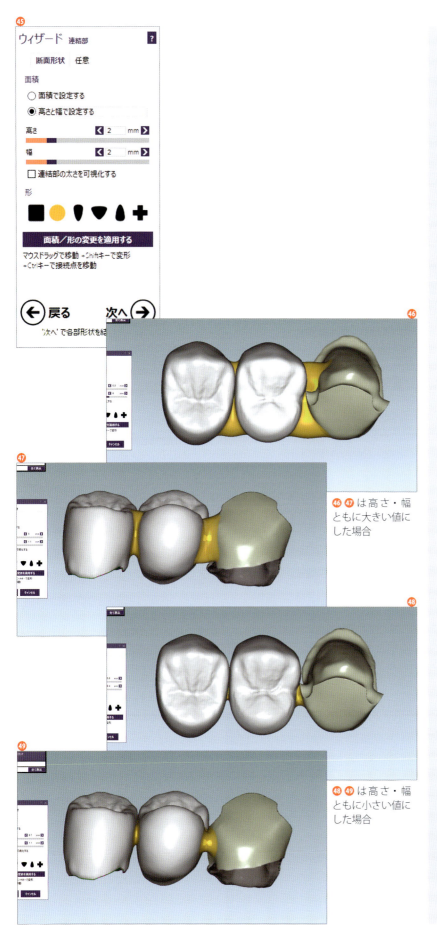

それでもうまくいかない時は高さと幅で設定してみましょう（㊺）．

「〇高さと幅で設定する」をクリックして●をつける．

高さと幅の2つのスライドバーを左クリックでつかんで動かすか，数値を直接入力します．

断面形態を選択．

「面積／形の変更を適用する」をクリック．この場合でも，連結部を左クリックでつかんで動かすことができます．最適な形になるように移動させてみましょう（㊻〜㊾）．希望の形になっていたら「次へ」をクリック．

㊻㊼は高さ・幅ともに大きい値にした場合

㊽㊾は高さ・幅ともに小さい値にした場合

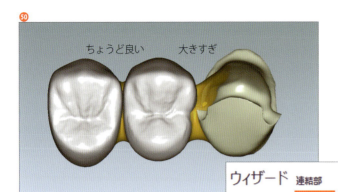

前ページまでの工程では，ウィザードの示すままの操作を説明しましたが，コネクタが複数ある場合は連結部の形状が一様に適用されるため，例えば犬歯〜第一小臼歯間と第二小臼歯〜第一大臼歯間ではコネクタの大きさがアンバランスになってしまうことがあります（50）．そこで，まずは指示に沿って一旦設定した後，「任意」のタブをクリックして任意設計モードに入りましょう（51）．

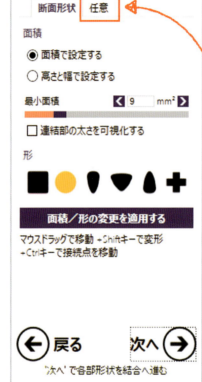

任意設計のウィンドウです（52）．

コネクタはブルー，グリーン，スカイブルーとの3種類のポインタが表示され，ドラッグで移動することができます．ブルーとスカイブルーのポインタはブリッジ支台のクラウン表面に沿って動き，グリーンのポインタは自由に動きます（53）．

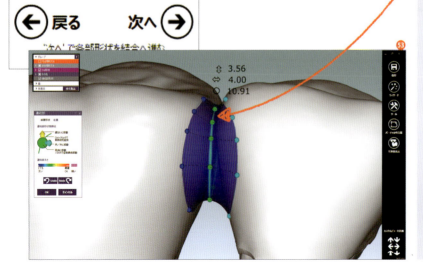

Lesson17 ブリッジの設計とカットバックをやってみよう！

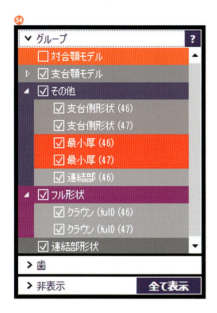

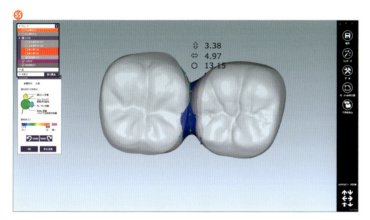

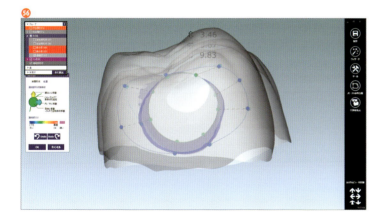

　ここから，任意のポインタをドラッグすれば形状を変更できますが，斜め方向や見やすい方向から動かすと，思った方向へ動いてくれません．

　ブルーとスカイブルーのポインタは歯の表面に沿って動きますが，コネクタの真ん中の緑のポイントに関しては，3Dの感覚ズレによって，最初につまづいてしまうところでもあります．

　このズレを解消するためには「真横」「真正面」からの操作を行います．真横，真正面から見るために，まずはクラウンを半透明表示にして，コネクタの設計に不必要なモデルは非表示にします（54）．次に「支台顎モデル」と「その他」タブの「連結部」以外のチェックを外し，「フル形状」のスライドバーを中間くらいに移動させ，モデルを回転させて近心側（あるいは遠心側）から見ます．この状態から各ポイントを動かしてコネクタを理想の形にしましょう（55）．

　なお，ブルーとスカイブルーのポインタはなるべく重なるように，手前の円と奥側の円は相似形にします．さらにグリーンのポインタを操作して，先ほど作った円より小さく，さらに円の中心に向かって中心軸上に配置します（56，57）．

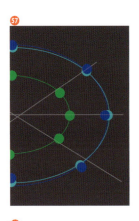

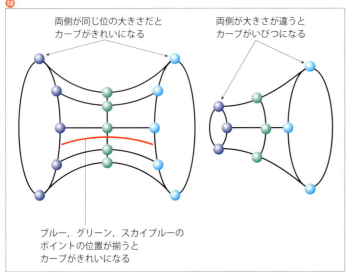

両側が同じ位の大きさだとカーブがきれいになる

両側が大きさが違うとカーブがいびつになる

ブルー，グリーン，スカイブルーのポイントの位置が揃うとカーブがきれいになる

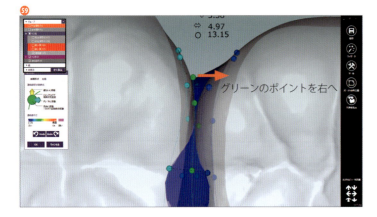

グリーンのポイントを右へ

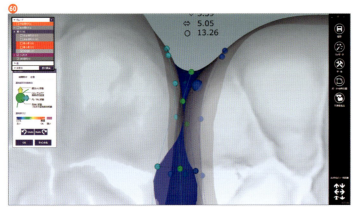

　連結部付近に回転中心を打ち込んでおくと（ホイールボタンクリック），形状の確認に便利です．

　ポインタが足りない時は，線上でCtrlを押しながらクリックすると追加します．不要なポインタは「ポインタの上で左クリック→クリックを保持したまま右をクリック」で消えます．

　断面形状が歪んでいる場合は正面から見てグリーンのポイントを左右に移動させます．

　コネクタ設計のポイントは「3つの円は相似形に」「真ん中の円（グリーン）は中心方向に向かって小さく」です（58〜60）．連結部が希望の形になったら「次へ」をクリックします．

Column ⑦　口腔内スキャナと模型レス時代

　CERECに代表される口腔内スキャナ．単体での口腔内スキャナの医療機器としての承認もされるようになり，いよいよ普及の兆しも見えてきました．

　さて，口腔内スキャナが普及すると歯科技工はどんな流れになるでしょう．「データで印象を送信」→「データ上で補綴物を設計」→「ミリング」→「研磨」→「納品」．この工程の中では模型が要らなくなってしまいます．でも，我々歯科技工士はどうしても模型がないと落ち着きません．「模型に合っている＝適合が良いことの担保」といったロジックをそれこそ何十年も続けていますので仕方のないことです．

　デジタル印象に模型は本当に必要なのでしょうか．必要ないとは言い切れません．しかし必要ないかもしれません．模型を使わない（使う必要がない）ことは，既にCEREC（診療室用CAD/CAMシステム）で実現してしまっているという事実があるからです．でも，やはりまだ大半の歯科技工士は模型が必要だと考えています．それは模型がないと調整の作業ができなくなってしまうからです．形成があｑｗせｄｆｒｔｇｙふじこ（表現自粛）な支台歯には，メタルクラウンだって調整しないと入りませんし，我々は日々，この調整に苦労しながら「入る」補綴物を納品しているのですから．歯科技工士が関わる従来のCAD/CAMとCERECが決定的に違っていることは，どんなことでしょう．それは（基本的に）削った歯科医師本人がオペレートすることです．CERECでスキャンされ，ミリングユニットで削り出された補綴物には歯科技工士が関わっていません．よって，補綴物の適合が悪い・支台歯に入らない等の原因は技工操作にはなく，光学スキャンの不備または支台歯形成にあると見て良いでしょう．そのことを，オペレートしている歯科医師も理解しています．

　しかし，従来のような「印象（模型）を歯科技工士に渡せば入るモノができあがってくる」感覚で使用されてしまうと，きっと半数以上（あるいはもっと）の製作物が「不適合」「入らない」ため再製作になってしまうでしょう．支台歯模型を削り出し／プリントしてフィッティング作業をするという考え方もありますが，これもダイヤモンドバーでザックザクに荒れた支台歯表面をそのまま再現するのは，プリンタの積層ピッチやミリングマシンの特性からして「全く同じ」表面としての再現は難しいです．❶，❷は光学スキャンしたものをミリングマシンで削り出した結果ですが，残念ながら模型の詳細な表現は再現できていません．ミリングマシンで使用するバーの径を細くしていけば当然，再現度は変わってきますが，加工時間は指数関数的に増えるでしょう．プリンタを使用した場合も積層ピッチの制約がある以上，完全に同じ面は今のところ作れません．ということは，ミリング／プリントしたデータから製作した支台歯でフィッティング作業をしても…．

　歯科用CAD/CAMで補綴物を製作する際には，本書で何度も言及しているように，条件が整わないと「入る」補綴物は削れません．このあたりのことが，昔の「リン酸亜鉛セメントとブラックの窩洞」（材料と便宜形態の関係）のように「デジタル印象とCAD/CAMの特性」の相関関係としてキチンと周知された時，初めて模型レスが実現するかもしれません．実際，過去には保険適用のコンポジットレジンインレーやハイブリッドレジンインレーが登場した時，窩洞形成の形が大きく変わりました．それは，材料に合わせてメソッドを変えたからです．口腔内スキャナを販売する側は，支台歯形成等のメソッドも"込み"で販売していただきたいところです．「入る形成」と「入る補綴物」両者が実現しないと，模型レスの実現は難しいかもしれません．

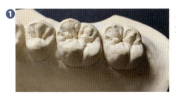

❶スキャンした元の模型

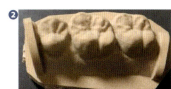

❷❶のスキャンデータをミリングマシンで削り出したもの

Lesson18 保存して終了しよう！

せっかく仕上げたデータ，ちゃんと保存しておきましょう．

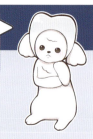

ここでやること

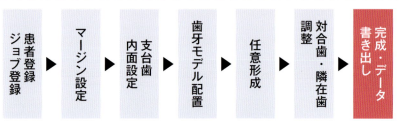

患者登録・ジョブ登録 → マージン設定 → 支台歯内面設定 → 歯牙モデル配置 → 任意形成 → 対合歯・隣在歯調整 → 完成・データ書き出し

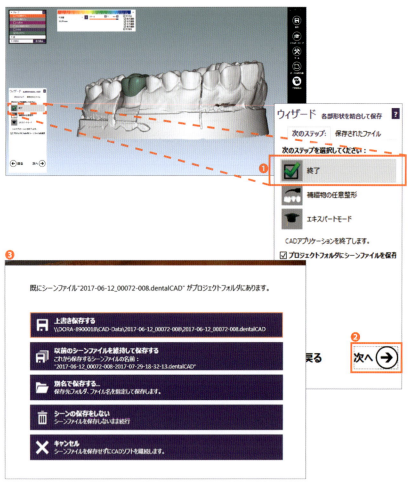

　ここまできたら，後はもう保存して終了するのみです！

　「終了」を選択して「次へ」をクリックします（❶，❷）．これで設計作業は終了です．

　終了時，❸のようなメッセージが表示されることがあります．
　設計途中に「保存」をクリックすると，作業中のその時の状態（シーンといいます）がシーンファイルとして保存されます．このシーンを上書きするか，その時のシーンを残しながら保存して終了するかという選択です．

❹ 例えば，設計中①の時点で保存しておき，完成まで行ったとします（②）．ここで「以前のシーンファイルを維持して保存する」を選び保存しておくと，後で①の時点でのシーンファイルを呼び出し，別の完成形（③）を作成することができます．

Tips

完成したデータの仕組み

ここで，完成データの仕組みを知っておきましょう．ウィザードに沿って設計を進めると，以下のような仕組みでデータができあがります．

設計が進んでいる最中は，支台歯の面データ（冠内面）と冠外面のデータ，マージンの線データがバラバラの状態になっています（一体化されていません．❶）．それが，Lesson17で行ったように，ウィザードで最後にデータを保存すると内面データと外面データ，マージンデータを「結合」して，一つのデータにします（❷）．

「結合」されているとデータとして統合されているため，形態修正やマージンラインの修正，最低厚み等の設定は変えられなくなります．つまり，データが完成した後で「咬頭が高い」「マージンが違う」等と気づいてしまったら，この状態では，基本的には修正ができないことになってしまいます．

この状態から再度修正するには，この「結合」を外してあげれば良いのです．

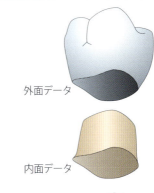

外面データ

内面データ

マージンデータ

「結合」するまで，それぞれのデータはバラバラになっています

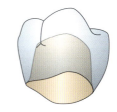

「結合」すると，一つのデータになって，表面と裏面が連続した面のデータができあがります

Lesson19 作成したデータを使ってみよう!

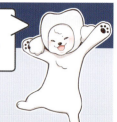
設計したデータ,ちゃんとできていたかな!?

ここでやること

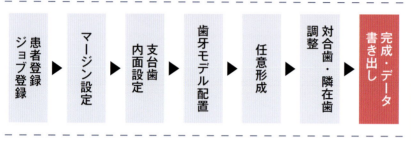

患者登録・ジョブ登録 ▶ マージン設定 ▶ 支台歯内面設定 ▶ 歯牙モデル配置 ▶ 任意形成 ▶ 対合歯・隣在歯調整 ▶ 完成・データ書き出し

　ソフトウェア上でデータを作成しただけでは補綴物にはなりません．ミリングマシンや3Dプリンタ等で立体にするために，出力用のデータを用意しましょう．

　DentalDB の画面から「ロード」をクリック（前の工程から続けて作業する場合はロードする必要はありません）．表示されたリストから目的の患者さんをクリックしてロードします．DentalDB 上の「エクスプローラーで開く」をクリックします（❶）．

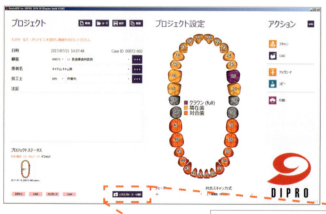

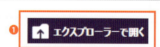

……すると，選んでいる患者さんの作成したデータが入っているフォルダが開きます．開いたフォルダの中には「○○○.constructionInfo」「○○○ crown_cad.stl」の2種類の異なる拡張子（「.jpg」「.pages」「.doc」「.key」「.ppt」等，ファイルの種類を識別するため，末尾のピリオド以下に付けられた欧文の文字列）が付いているファイルが入っています．ミリングマシンで削る時は，通常この2種類のファイルが必要になります（stlファイルのみでよいものもあります）（❷，❸）．

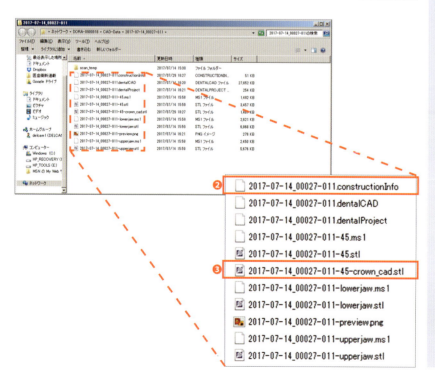

❹

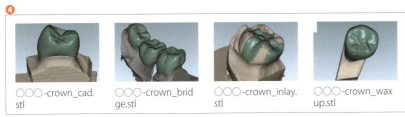

左から，クラウン，ブリッジ，インレー，ダブルスキャンのクラウンのデータ

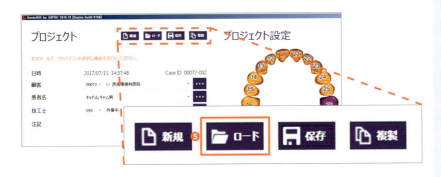

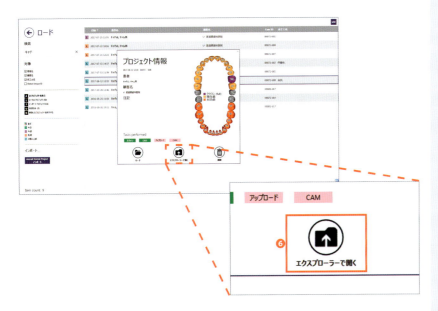

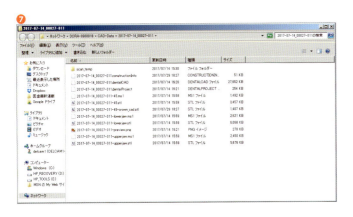

　的確な管理のために，ファイル名の意味についても知っておきましょう．設計したものによってファイル名の最後が変化します．たとえば設計でクラウンを選んだ時は「crown_cad」，ブリッジの時は「bridge_cad」等になります（連携しているスキャナによってフォルダの中のファイルの数は違うことがあります）（❹）．constructionInfoファイルにはマージンの線データ等が収納されています．stlは補綴物本体のデータです．この2つのファイルをCAMソフトに送るか，ミリングセンター等に送信しましょう．

　ロード画面からもファイルにアクセスすることができます．
　DentalDB画面の「ロード」をクリック（❺）．

　検索窓に患者名等を入力して，目的のプロジェクトをワンクリック．

　中央に表示されている「プロジェクト情報」のウィンドウ下の「エクスプローラーで開く」をクリックすると，同様にフォルダが開きます（❻，❼）．

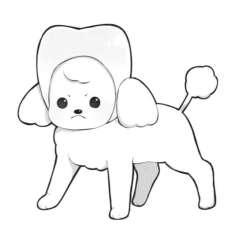

Extra Lesson エキスパートモードを使ってみよう！

exocadにはエキスパートモードという便利な機能があります（❶）．

ウィザード中，前工程での不備に気づいた時（マージンラインが違う等）に一旦ウィザードを抜けて，エキスパートモードへ移行して修正した後にまたウィザードへ戻ることができます．つまり，設計途中でウィザードとエキスパートモードを自由に行き来することが可能なので，フレキシブルに作業をすることができます．

また，過去に設計したファイルを開き，エキスパートモードにすることで修正等の作業をすることができます．

エキスパートモードへ移行している間はウィザードウィンドウは表示されず，基本的に右クリックによって表示されるコンテキストメニューか，画面右端のツールメニュー，または目的のモデルをクリックした時に画面下に表示されるメニューから任意の操作を選択します．

コンテキストメニューとモデルをクリックした時に表示されるメニューは，右クリックする位置や，クリックするモデルで表示されるメニュー内容が異なり，選択できる操作が異なります（右クリック時とモデルクリック時）．

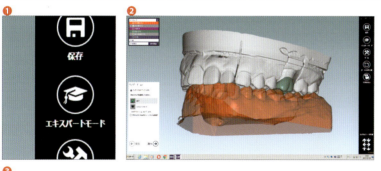
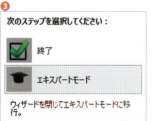
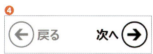
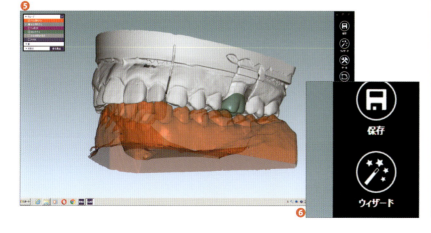

ここでは例として，設計が終了した状態からエキスパートモードを使ってみましょう．

❷は設計が終わった状態です．

ウィザードウィンドウが表示され，「終了」「エキスパートモード」が選択できるようになっています（❸）．「エキスパートモード」をクリックし「次へ」をクリックするとエキスパートモードへ移行します（❹）．また，設計途中でいつでもエキスパートモードへ移行することができます．その場合は設計中にエキスパートモードのボタンをクリックします．

ウィザードウィンドウは表示されず，右端の「エキスパートモード」表示の位置には「ウィザード」のピクトサインが表示されています（❺，❻）．

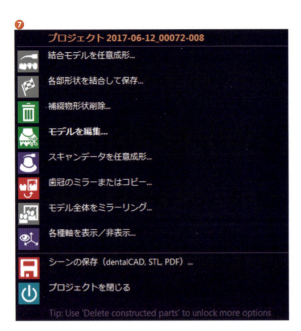

メニューのヘッダ部分に何に対する作業かが表示されています

　何もない空間上で右クリックすると表示されるメニューです．クラウンデータが完成（結合）（101頁参照）されているため，この状態で操作できるメニューのみが表示されています（❼）．

　「結合モデルを任意形成」では結合後の設計データを修正することができ，「補綴物形状を削除」ではデータの結合を解除して設計中の各パラメータ等を変更することができます（後述）．

　その他メニューも表示されています．

　「補綴物形状を削除」後に支台歯上で右クリックしたメニューです（❽）．ウィザードで行ってきた操作を再び行うことができます．

　挿入方向を定義し直したり支台歯の内面設定を変更したりできます．いずれも変更／修正作業後にOKをクリックすることでその作業が適用されます．またエキスパートモード中にモデル（支台歯や対合歯等）をクリックすると，画面下側のメニューが表示されます．これらは基本的にコンテキストメニューと同内容で，「クリックしたものに対してできる操作」です．本項では右クリック操作で説明を続けます．

コンテキストメニューからできること

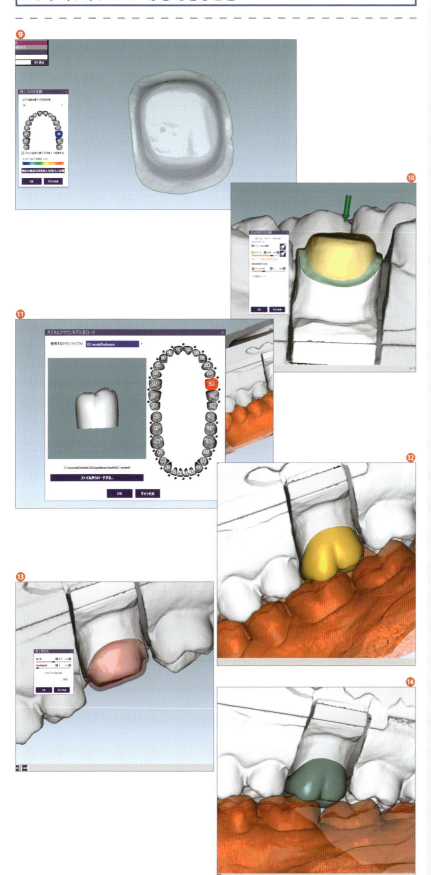

❾挿入方向を定義.
　挿入方向を再設定します.

❿支台歯側形状を定義.
　支台歯側形状を再定義します.

⓫カスタムクラウンモデルをロード.
　クラウンモデルの読み直しです.この場合，作成したクラウンモデルは削除され，読み込まれた新しいクラウンモデルに置き換わります.

⓬任意成形.
　任意形成をします.

⓭最小厚設定.
　最小厚を再設定します.

⓮各部形状を結合して保存.
　この操作を行うことで，すべての変更を結合し直して保存します.これをせずに終了してしまうと，変更は反映されません.

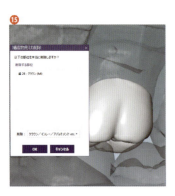

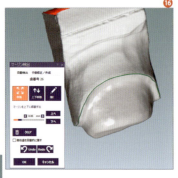

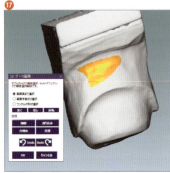

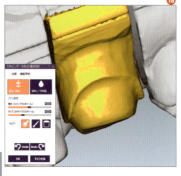

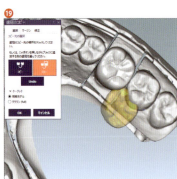

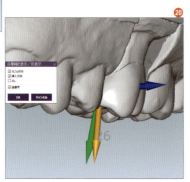

❶❺補綴物形状削除.

　選択した時に削除できるものが異なります．結合後のクラウンがある場合は結合モデルのみ削除でき，結合解除後は設計途中のクラウンすべてが削除されます．

❶❻マージン修正.

　マージンを再修正します．

❶❼モデルを編集.

　モデルの邪魔な部分を削除したり，モデルに空いている穴を埋めたりできます．

❶❽スキャンデータを任意成形.

　作業しているクラウンのモデルではなく，スキャンされたデータそのものを任意形成することができます．

❶❾歯冠のミラーまたはコピー.

　歯冠や歯列のミラーリング／コピーを行います．

❷⓿各種軸を表示／非表示.

　それぞれの軸を表示／非表示にします．

　設定変更後はファイルに保存します．この保存はプロジェクトの保存ではなく，右クリックした対象のモデルのみを任意の場所へ書き出します．

活用例①：クラウン内面設定の修正

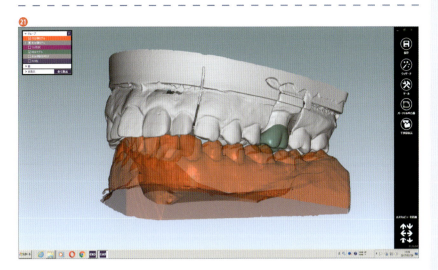

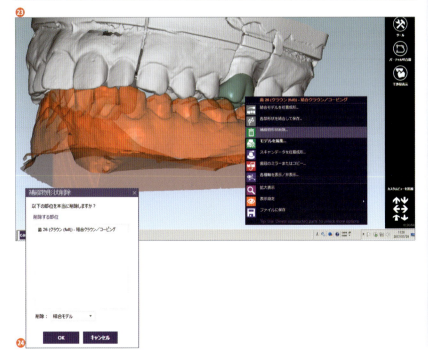

では一例として，作業が完了したプロジェクトのクラウンの内面設定を修正してみましょう．

プロジェクトを開いた状態です（㉑）．

エキスパートモードを選択し，「次へ」をクリック（㉒）．

右クリック後，コンテキストメニューが表示されます．「補綴物形状削除」をクリック（㉓）．

「補綴物形状削除」ウィンドウのOKをクリック（㉔）．

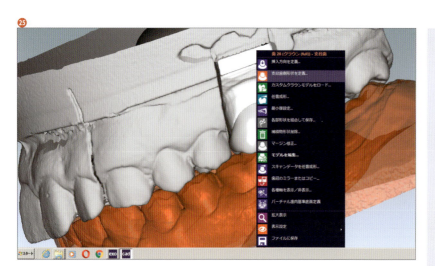

支台歯上で右クリック(25).コンテキストメニューが表示されるので,「支台歯側形状を定義」を選択.

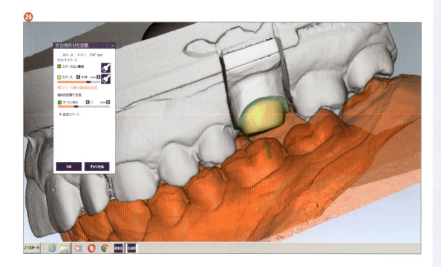

支台歯側形状のウィンドウが表示されます(26).

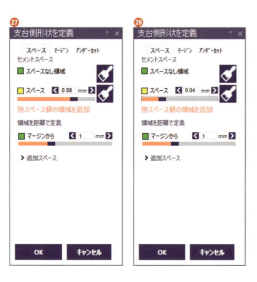

支台歯側形状の任意の数値を変更します(27).図ではセメントスペースを変更しています(28).

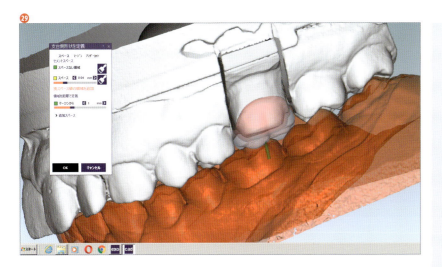

OKをクリックすると，画面上でも変更されていく様子が確認できます（㉙）．

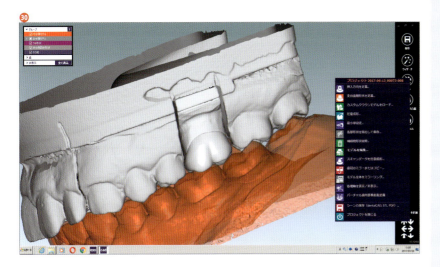

変更が適用されると，クラウンの表示が元に戻ります（㉚）．右クリックしてコンテキストメニューを表示．

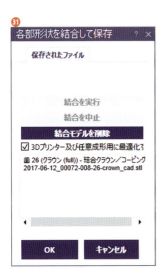

「各部形状を結合して保存」をクリック．保存のウィンドウが表示されるので，OKをクリック（㉛）．

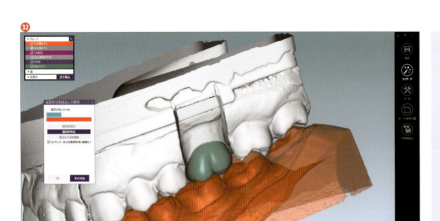

内面形状の変更が完了しました（32）．

活用例②：マージン設定の修正

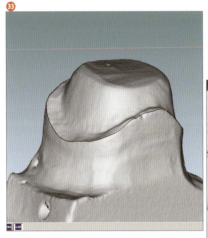

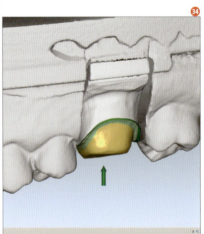

通常通り，ウィザードに従い設計を進めていきます．

任意形成を行っています．ここで，マージン設定が違っていることに気づきました（33～35）．

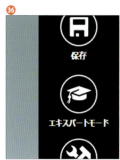

エキスパートモードモードをクリック(36).

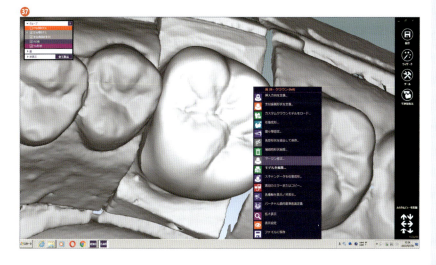

クラウン上で右クリック→「マージン修正」を選択(37).

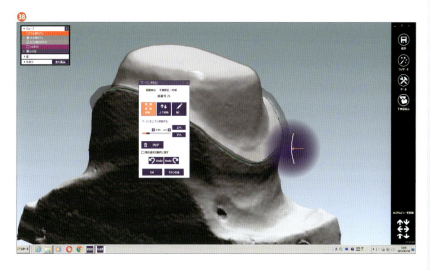

マージンを修正します(38).
OKをクリック.

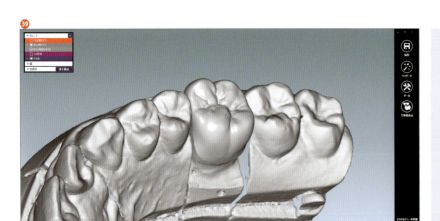

マージンが修正されました(㊴).

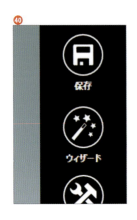

ウィザードをクリック(㊵).

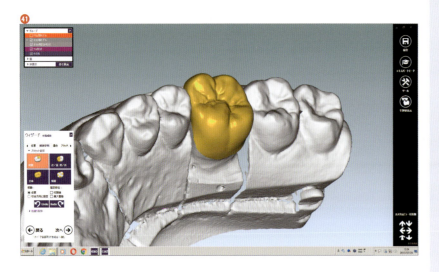

ウィザードモードへ戻りました(㊶).しかも,先ほど行っていた任意形成のモードへ戻っています.

ここからまた続きの作業を進めることができます.

Epilogue

　本書ではexocadを用いた単冠，ブリッジ，カットバッククラウンの設計について解説してきました．操作にまつわる一通りの基礎は押さえてきましたので，解説してきた内容を応用しながら，日常臨床における色々なケースに挑戦していただけることと思います．また，歯科用CAD/CAMシステムに触れたことのない読者の方も，CAD/CAMにおける補綴物の設計がどのような手順で進むのか，ご理解いただけたのではないかとも思っています．

　今までの歯科技工は，人間が作業をし続けない限り，その仕事は終わりませんでした．しかし，CAD/CAMを利用すると人間が作業をしていなくても工程を進めることができます．つまり，手作業では工程・時間の短縮に限界がありますが，CAD/CAMではPCによる工程の自動化が行えますし，切削加工も就業時間外に機械に行わせることができます．

　このように，CAD/CAMの登場で，ほぼ限界だと思われていた歯科技工業務の効率化に大きなマージンが発生しました．しかし，ソフトウェアやPCを操作するスキルが追いつかず，却って時間を取られたり苦労している事例が多かったりするとも聞きます．歯科技工士にはPCが苦手な方が多く，CADのオペレーションに苦労していると聞いたことと，CADソフトウェアのカンタンなマニュアルがないことが，本書の元になった連載を始めたきっかけでした．

　筆者は，CAD/CAMを有効に活用して作業効率アップと時間短縮を図ることで，日本中のすべての歯科技工士が定時に帰宅できる業界を作りたいと思っています．CAD/CAMを使うことで仕事を早く・楽しく終わらせ，自分の人生を楽しむ時間を増やし，若い人が働きたいと思う業界にしたい．そのために，PCやCAD/CAM初心者の方でもわかりやすいように本書を執筆したつもりです．

　前述したように，本書執筆時点において歯科用CADソフトウェアは複数のメーカーから複数のシステムがリリースされていますが，本書で取り上げたexocadは基本機能がしっかりしている一方で，彫刻などの応用機能も大変充実した優れたソフトウェアです．また，使い込むほど新しい使い方やウラ技を発見できる「乗りこなしがいのある」ソフトでもあります．exocadを初めとする歯科用CADソフトウェアを読者の皆さんにも存分に活用していただき，前述したような業界の未来が実現することを切に願います．

　最後に，本書執筆にあたり多大なご協力をいただきました，有限会社デンタルクラフト（長野県北安曇郡）の勝野則男社長はじめ，同社社員の皆様に深謝の意を表します．また，exocadの日本語画面を快くご提供いただいたデジタルプロセス株式会社の皆様，表紙のイラストを手がけてくださった，旧友で売れっ子天才アニメーターの羽山賢二氏に感謝致します．

古澤清己

【著者略歴】

古澤清己
- 1967年　長野県 生まれ
- 1988年　松本歯科大学衛生学院 卒業
　　　　歯科技工所 勤務
- 1989年　株式会社モリタ 入社
- 2003年　日本スコラ株式会社 入社
- 2013年　合同会社CAD LABO JAPAN 設立

はじめての歯科用CAD exocadを用いた操作・設計ガイド

ISBN978-4-263-46141-9

2018年10月10日　第1版第1刷発行
2025年1月20日　第1版第4刷発行

著　者　古澤清己
発行者　白石泰夫
発行所　医歯薬出版株式会社

〒113-8612　東京都文京区本駒込1-7-10
TEL.（03）5395-7638（編集）・7630（販売）
FAX.（03）5395-7639（編集）・7633（販売）
https://www.ishiyaku.co.jp/
郵便振替番号　00190-5-13816

乱丁，落丁の際はお取り替えいたします　　印刷・木元省美堂／製本・愛千製本所

© Ishiyaku Publishers, Inc., 2018. Printed in Japan

本書の複製権・翻訳権・翻案権・上映権・譲渡権・貸与権・公衆送信権（送信可能化権を含む）・口述権は，医歯薬出版㈱が保有します．
本書を無断で複製する行為（コピー，スキャン，デジタルデータ化など）は，「私的使用のための複製」などの著作権法上の限られた例外を除き禁じられています．また私的使用に該当する場合であっても，請負業者等の第三者に依頼し上記の行為を行うことは違法となります．

JCOPY ＜出版者著作権管理機構 委託出版物＞
本書をコピーやスキャン等により複製される場合は，そのつど事前に出版者著作権管理機構（電話 03-5244-5088，FAX 03-5244-5089，e-mail：info@jcopy.or.jp）の許諾を得てください．